DR. NICOLE SCHAENZLER

RISIKO
BAUCHFETT

THEORIE

PRAXIS

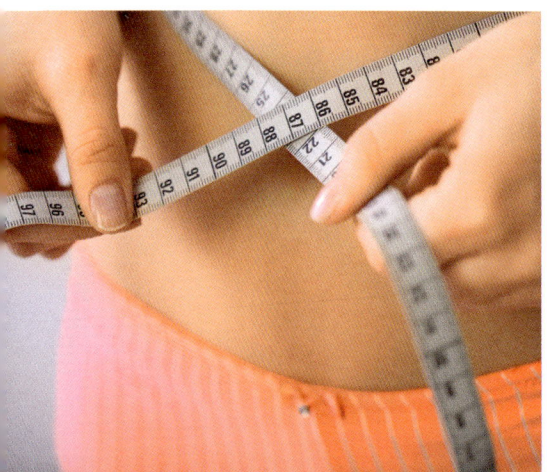

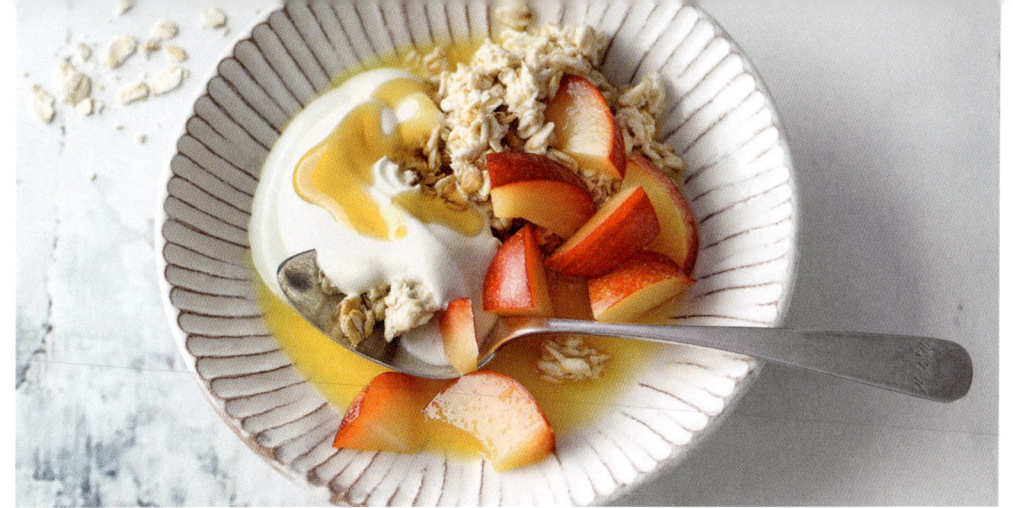

SERVICE

»Sich bauchgesund zu ernähren heißt, sich ausgewogen und fett-bewusst zu ernähren. Strikte Diäten sind dafür nicht nötig.«

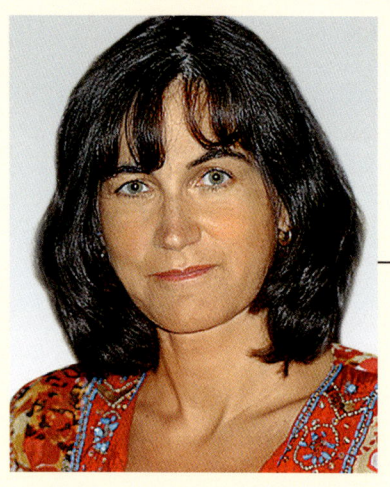

Dr. Nicole Schaenzler,
Jahrgang 1963, ist promovierte Philologin und seit über 25 Jahren als Medizinjournalistin tätig. Als Fachautorin hat sie zahlreiche Bücher zu medizinischen und naturheilkundlichen Themen geschrieben sowie Beiträge zu den Therapiemöglichkeiten der Komplementärmedizin verfasst. Beim GRÄFE UND UNZER VERLAG sind von ihr unter anderem die Ratgeber »Laborwerte«, »Leber & Galle entgiften und natürlich stärken« und »Hashimoto ganzheitlich behandeln« erschienen. Seit 20 Jahren ist sie zudem Herausgeberin des Gesundheitsmagazins TOPFIT in München.

RAN AN DEN BAUCH!

Speckpolster am Bauch sind bei niemandem beliebt: Ein flacher Bauch entspricht sehr viel mehr unserem gängigen Schönheitsideal als ein Bauch, der sich unschön über dem Gürtel wölbt. Es gibt jedoch noch einen anderen wichtigen Grund, weshalb Sie sich keinesfalls mit den Fettröllchen an Ihrem Bauch abfinden sollten. Denn damit ist zugleich ein hohes Risiko für Ihre Gesundheit verbunden – das haben zahlreiche Untersuchungen der letzten Jahre deutlich gemacht.

Die wichtigsten Forschungserkenntnisse habe ich in diesem Buch für Sie zusammengetragen und verständlich aufbereitet. Danach steht fest: Ein gut gefülltes Fettdepot im Bauchraum setzt ständig Fettsäuren, Hormone und sogar gefährliche Entzündungsstoffe frei – und stellt so die fatalen Weichen für die Entstehung von Diabetes, Arteriosklerose, Bluthochdruck sowie Herz-Kreislauf-Erkrankungen.

Die Lösung kann also nur heißen: Weg mit dem Bauchfett! Aber keine Sorge, das geht ganz ohne Diät. Besser ist es – und das belegen viele internationale Studien –, auf eine ausgewogene, kalorienbewusste Ernährung zu setzen, und das dauerhaft. Mit meinen Vorschlägen für eine genussreiche »Bauch-weg-Ernährung« möchte ich Ihnen in meinem Rezeptteil schmackhafte Anregungen geben. Wenn Sie dann auch noch viel Bewegung in Ihren Alltag bringen, purzeln nicht nur die überschüssigen Pfunde, sondern Sie schaffen zugleich die besten Voraussetzungen dafür, bis ins hohe Alter gesund zu bleiben!

Ich wünsche Ihnen viel Freude beim Lesen, Nachschlagen und Nachkochen!

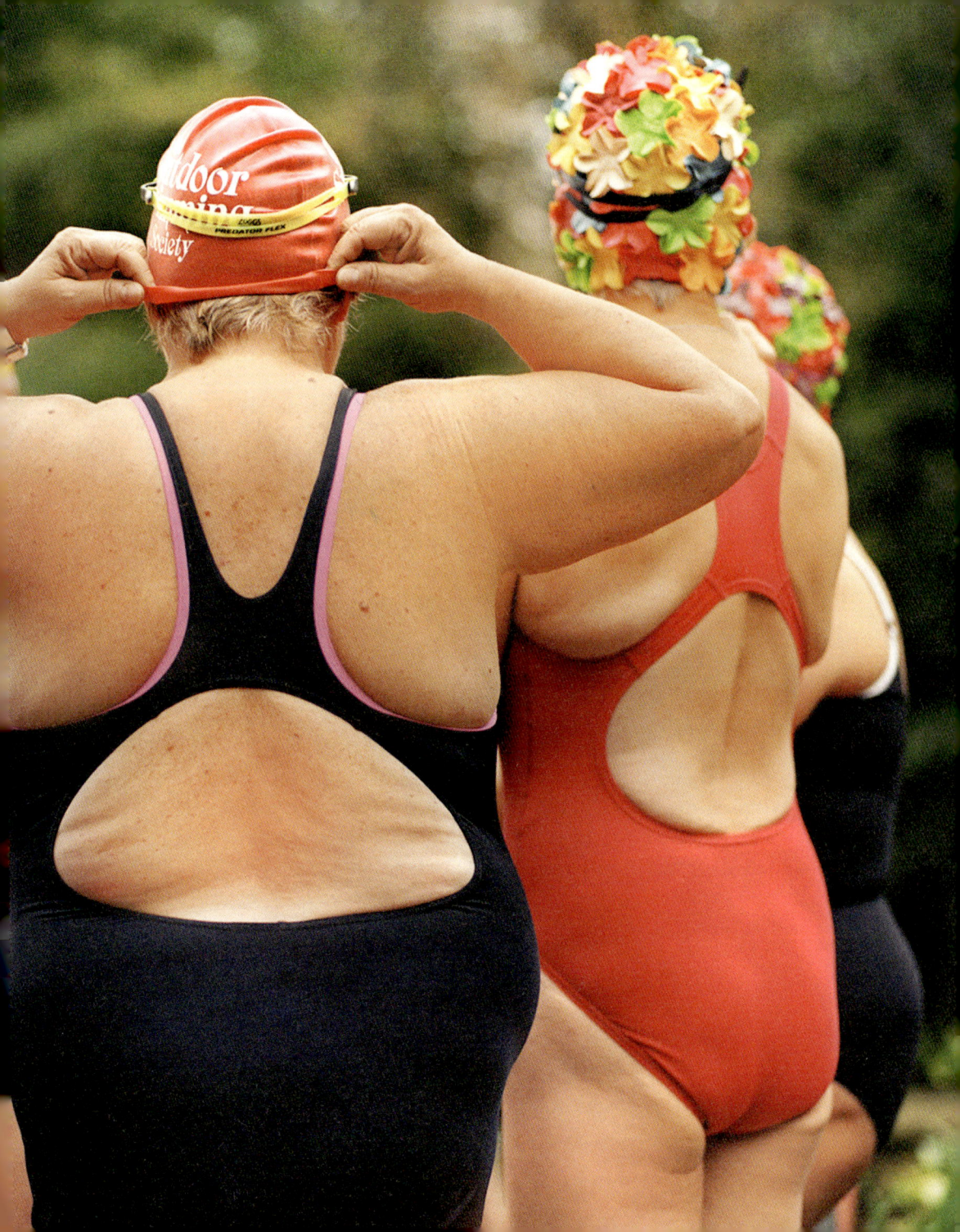

ÜBERGEWICHT – EIN VIEL-SCHICHTIGES PROBLEM

Wenn wir mehr essen, als wir verbrauchen,
legt der Körper aus dem Überschuss Fettdepots an.
Diese gefährden unsere Gesundheit – insbesondere,
wenn sie sich am Bauch eingelagert haben.

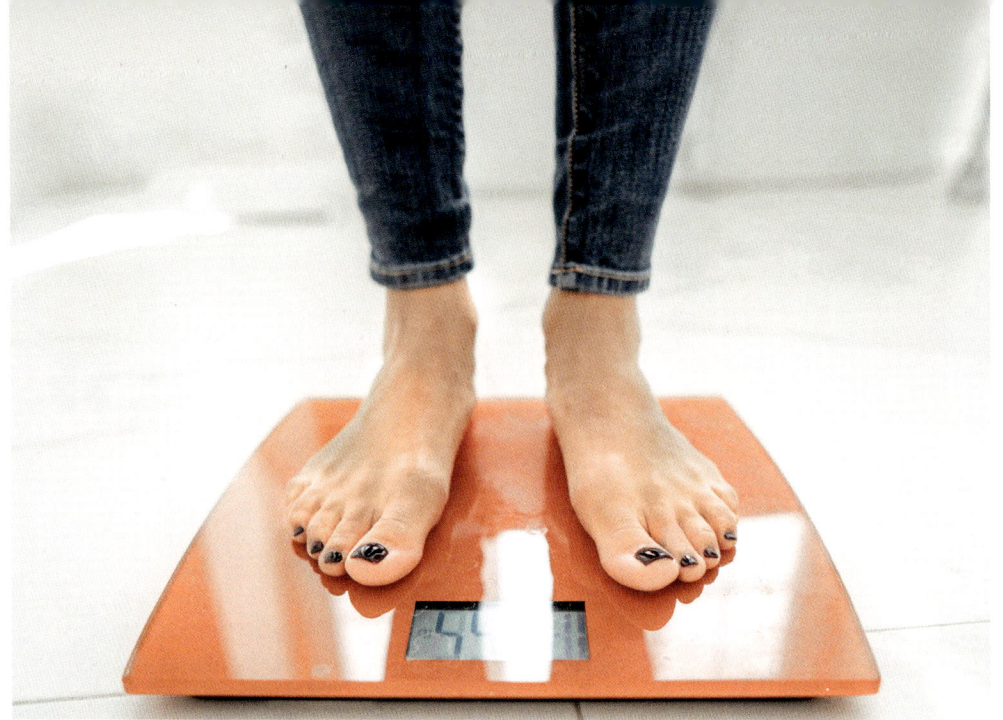

KÖRPERFETT IST NICHT GLEICH KÖRPERFETT

Das Deutschland des 21. Jahrhunderts hat ein gravierendes Gewichtsproblem: Hierzulande – so gibt das Robert Koch-Institut an – leidet jeder zweite Mann und jede dritte Frau an Übergewicht. Ein Viertel der Erwachsenen ist sogar stark fettleibig (adipös). Alarmierend ist auch die Zahl der übergewichtigen Kinder und Jugendlichen: Schätzungen zufolge bringen bereits 18 % der Schulanfänger zu viel auf die Waage. Bis zur Pubertät steigt dieser Anteil auf etwas 28 %.

HAUPTVERURSACHER LEBENSSTIL

Nur selten ist eine Erkrankung die Ursache für das Übergewicht. In den allermeisten Fällen sind die überflüssigen Pfunde das Ergebnis unseres Lebensstils: Wir essen mehr, als unser Körper benötigt, und wir bewegen uns zu wenig, um die überschüssigen Energiereserven sinnvoll zu verwerten. Das bleibt nicht ohne Folgen für die Gesundheit.

Die Rolle der Gene

Besonders ungünstig wirkt sich der Wohlstands-Lebensstil aus, wenn eine genetische Prädisposition vorliegt. Hinter diesem nüchternen, von den Adipositasforschern inzwischen oft verwendeten Begriff verbirgt sich eine große Ungerechtigkeit: Es gibt Menschen, die essen und essen, ohne ein Gramm zuzunehmen. Und es gibt andere, die essen viel weniger und nehmen trotzdem zu. Wir Nicht-Forscher nennen diese beiden Gruppen gern auch schlechte beziehungsweise gute Futterverwerter.

Wobei mit »gut« eigentlich »schlecht« gemeint ist, weil die aufgenommene Nahrungsenergie bei den guten Futterverwertern schnell als unerwünschte Fettpolster ansetzt. Dagegen verbrennen die schlechten Futterverwerter die aus der Nahrung gewonnene Energie leichter und geben diese dann in Form von Wärme ab – damit ist bei ihnen auch der Grundumsatz (**siehe Seite 37 f.**) höher. Verschiedene Studien haben nun gezeigt, dass bereits in unserem Erbgut festgelegt ist, wer ein guter beziehungsweise ein schlechter Futterverwerter ist. Und es sind heute über 140 Gene bekannt, die die Neigung zu Übergewicht begünstigen. Einige dieser Gene kontrollieren den Energieumsatz und den Appetit.

Der kleine Unterschied

Dass das Erbgut mit entscheidet, wohin das Körpergewicht geht, ist aber nur ein Faktor im vielschichtigen Problem Übergewicht. Mittlerweile haben die Forscher weitere Unterschiede zwischen den guten und schlechten Futterverwertern ausgemacht.

ZUSAMMENSETZUNG DER DARMFLORA

Übergewichtige haben offenbar eine andere Bakterienzusammensetzung im Darm als Menschen ohne Gewichtsprobleme. Ihre Darmbakterien holen aus der Nahrung mehr Energie heraus, die dann in Körperfett umgewandelt wird. Derzeit laufen Untersuchungen, ob es möglich ist, der Fettleibigkeit mit einer gezielten Änderung der Darmflora zu begegnen, und welche Wege dafür infrage kommen könnten. Andererseits lässt sich die Zusam-

ADIPOSITAS

Als Adipositas bezeichnen die Mediziner Übergewicht, bei dem der Anteil der Fettmasse am Körpergewicht bei Frauen mehr als 30 Prozent bzw. bei Männern mehr als 20 Prozent ausmacht. Das entspricht einem BMI (**Body-Mass-Index, siehe Seite 11**) ab dem Wert 31.

mensetzung der Darmbakterien bereits mit einer Ernährungsumstellung hin zu einer energiereduzierten Vollwertkost positiv beeinflussen, also mit viel Gemüse, Obst, Vollkorn- und fettarmen Milchprodukten, aber wenig Fleisch und Süßigkeiten.

BEWEGUNGSVERHALTEN

Studien zufolge verbringen Übergewichtige bis zu zweieinhalb Stunden pro Tag länger im Sitzen als Schlanke. Dabei sind es vor allem die Alltagsabläufe (öfter Treppensteigen, häufiger Rad fahren, intensivere Haus- und Gartenarbeit, das Erledigen von kleineren Einkäufen zu Fuß), die letztlich den Unterschied im Aktivitätsniveau ausmachen.

ESSGEWOHNHEITEN

Wer sein Essen eilig hinunterschlingt, riskiert nicht nur Aufstoßen und Magendrücken, sondern auch überflüssige Pfunde. Bei jeder Mahlzeit dehnt sich der Magen und sendet mithilfe von Hormonen und Nervenreizen Signale an das Gehirn. Durch zu schnelles Essen wird dieser Mechanismus gestört, und das Sättigungsgefühl stellt sich zu spät ein. Die Folge: Man isst mehr als nötig und nimmt zu. Untersuchungen zeigen, dass viele Übergewichtige beim Essen größere Happen in den Mund schieben, weniger oft kauen und auch seltener Pausen zwischen den einzelnen Bissen machen – also typische Schnellesser sind. Wer ein bedächtigeres Esstempo pflegt, hat dagegen seltener Gewichtsprobleme.

SCHLAFMANGEL

Kurzschläfer, die weniger als sechs Stunden pro Nacht schlafen, wiegen mehr als Langschläfer – und dies, obwohl sie sich in der Regel am Tag deutlich mehr bewegen als die Mitglieder der Vergleichsgruppe, die regelmäßig sechs und mehr Stunden pro Nacht schlafen. Eine mögliche Erklärung ergibt sich aus dem nächtlichen Stoffwechsel: Durch zu wenig Schlaf sinkt unter anderem der Spiegel des Sättigungshormons Leptin. Dies hat zur Folge, dass tagsüber das Bedürfnis nach Essen steigt. Die Experten haben errechnet, dass auf diese Weise pro Tag 300 bis 900 Kalorien zusätzlich verzehrt werden. Wer das über einen längeren Zeitraum tut, wird ein Mehr an Pfunden auf Dauer praktisch kaum vermeiden können.

ERKRANKUNGEN UND MEDIKAMENTE

Mitunter wird Übergewicht durch eine Krankheit hervorgerufen, etwa durch hormonelle Erkrankungen wie eine Schilddrüsenunterfunktion, das polyzystische Ovarialsyndrom oder Störungen des Kortisolhaushalts (Cushing-Syndrom). Aber auch Medikamente, vor allem Kortisonpräparate, trizyklische Antidepressiva, die Antibabypille, Betablocker oder einige blutzuckersenkende Arzneien, können eine Gewichtszunahme zur Folge haben. Wird die zugrunde liegende Erkrankung angemessen behandelt beziehungsweise das jeweilige Medikament abgesetzt, normalisiert sich das Gewicht meist wieder.

BMI – NICHT MEHR DAS MASS DER DINGE

Wann ist der Mensch »zu dick«? Jahrzehntelang entschieden die Ärzte auf der ganzen Welt darüber anhand des Body-Mass-Index (BMI) und leiteten vom ermittelten Wert dann das individuelle Risiko ab, über kurz oder lang krank zu werden.

Bei der Ermittlung des BMI wird das Körpergewicht (kg) durch die Körpergröße (m)^2 geteilt. Wenn also eine 1,70 Meter große Frau 65 Kilogramm wiegt, beträgt ihr BMI: $65 : (1,7 \times 1,7) = 22,5$.

Wie dick ist »zu dick«?

Experten stellen den Wert des BMI als Indikator für gewichtsbedingte Gesundheitsprobleme jedoch nun infrage. So haben zum Beispiel Mediziner der Münchner Ludwig-Maximilians-Universität im Jahr 2010 zwei große Studien der Technischen Universität Dresden (DETECT-Studie) und der Universität Greifswald (SHIP-Kohorte) mit knapp 11 000 Teilnehmern ausgewertet – mit spektakulärem Ergebnis. Zu Beginn der Studie

wurden zunächst für jeden Probanden drei Maße ermittelt:

- der Body-Mass-Index (BMI), der das Verhältnis von Gewicht zu Größe bestimmt,
- das Verhältnis zwischen Taillen- und Hüftumfang (Waist-to-hip ratio, WHR),
- der Waist-to-height ratio (WHtR), also das Taille-zu-Körpergröße-Verhältnis.

Die Forscher beobachteten die gesundheitliche Entwicklung ihrer Schützlinge nun über einen Zeitraum zwischen drei und acht Jahren. Danach kamen sie zu folgendem Ergebnis: Ob ein Mensch ein erhöhtes Risiko für einen Herzinfarkt- oder einen Schlaganfall aufweist, lässt sich am besten mit dem WHtR abbilden: Je höher dieser ist, desto größer das entsprechende Risiko. Die beiden anderen Maße waren dagegen bei dieser Studie weitaus weniger (WHR) oder überhaupt nicht (BMI) aussagekräftig.

Apfel- oder Birnentyp?

Ein Problem bei der Ermittlung des Body-Mass-Index ist, dass hierbei nur das Gesamtgewicht berücksichtigt wird. Wie sich das Gewicht genau zusammensetzt, wird mithilfe des BMI nicht erfasst. Dabei macht längst nicht allein der Fettanteil das Körpergewicht aus. Auch Wasser und insbesondere die Muskelmasse können die Anzeige auf der Waage nach oben treiben. So kann ein durchtrainierter Sportler mit hoher Muskelmasse und wenig Fett laut BMI zum Übergewichtigen werden. Vor allem aber: Der BMI gibt keine

BMI-TABELLE

Die Mediziner bewerten den BMI wie folgt:

- ≤ 19: Untergewicht
- 19 bis 25: idealer Bereich
- 25 bis 30: Übergewicht
- ≥ 31: Fettleibigkeit (Adipositas)

Auskunft darüber, wo sich das Fett im Körper angesammelt hat. Ob Übergewicht zum Wegbereiter für Erkrankungen wird, hängt jedoch, wie man heute weiß, gar nicht so sehr von der Fettmenge, sondern vor allem von der Verteilung der Fettmasse ab. Haben sich die Fettpolster vornehmlich an Bauch und Taille festgesetzt, hat sich höchstwahrscheinlich auch im Inneren des Bauchs Fett angesammelt und umhüllt Organe wie Bauchspeicheldrüse, Leber, Darm, Nieren oder auch die Hauptschlagadern. Wegen der Körperkontur, die sich aus dieser Form der Fettverteilung ergibt, haben die Mediziner das griffige Wort »Apfeltyp« eingeführt.

Die Krux: Das Bauchfett – oder Viszeralfett, wie die Mediziner sagen – verhält sich wie ein eigenständiges Organ, das unter anderem zahlreiche Hormone und entzündungsfördernde Botenstoffe produziert. Auf diese Weise nimmt es aktiv auf Stoffwechselprozesse Einfluss und setzt zahlreiche Entzündungsprozesse, etwa an den Gefäßen, in Gang – und entfacht so im gesamten Organismus einen Schwelbrand, der zahlreiche Krankheiten zur Folge haben kann.

Fettdepots, die von außen sichtbar sind und sich vor allem in der Unterhaut von Po, Hüften und Oberschenkeln eingelagert haben, sind dagegen kennzeichnend für den »Birnentyp«. Dieses in der Unterhaut liegende Fett, das unter anderem an der Wärmeregulation des Körpers beteiligt ist und uns zudem als Energiespeicher für schlechte Zeiten dient, ist etwas anders zusammengesetzt und damit passiver als das Bauchfett. Deshalb birgt es auch nicht ganz so große Gesundheitsrisiken.

Erhöhtes Risiko bei Normalgewicht

Nun ist es leider so: Selbst wenn Sie eigentlich keine Gewichtsprobleme haben, kann sich in Ihrem Bauch zu viel Fett eingelagert haben. Und diese Konstellation ist möglicherweise als noch ungünstiger zu bewerten als andere: Diverse Studien (etwa von Wissenschaftlern der Amerikanischen Krebsgesellschaft in Atlanta) legen nahe, dass das Erkrankungs- (und sogar Sterblichkeits-)Risiko besonders hoch ist, wenn das Gesamtgewicht eigentlich im akzeptablen Rahmen liegt, der Bauch- beziehungsweise Taillenumfang jedoch größer ist als der empfohlene Normwert (**siehe Kasten rechts**).

Die unterschätzte Gefahr

Kein anderes Körperorgan wurde so lange so dramatisch unterschätzt wie das Fettgewebe und insbesondere die Fettpolster, die im Inneren des Bauchraums sitzen. Noch bis Ende des letzten Jahrtausends dachte ein Großteil der Forscher, die unschönen Fettzellen seien lediglich ein mehr oder weniger passiver Zellverbund, der praktisch nur eine Aufgabe hat: die Nahrungsenergie für eventuelle Notzeiten zu speichern und bei Bedarf wieder abzugeben. Inzwischen gibt es jedoch kaum einen Fettzellbiologen auf der Welt, der nicht unter

Hochdruck daran arbeitet, mit der Entschlüsselung eines weiteren spektakulären Details dazu beizutragen, das wahre Wesen des Fettgewebes im Körper aufzudecken.

ABSI – Formel der Zukunft?

Aus New York kommt ein alternativer Vorschlag zur Bewertung des Gesundheitsrisikos anhand des Körpergewichts, basierend auf den Daten von ca. 14 000 Erwachsenen US-Amerikanern. Der Body Shape Index (BSI, Körperschema-Index), auch »A Body Shape Index« (ABSI) genannt, setzt den Taillenumfang in Relation zu Körpergröße und BMI; zudem werden Alter und Geschlecht berücksichtigt. Leider ist die Berechnung etwas kompliziert, aber im Internet stehen einige ABSI-Rechner zur Auswahl. Inzwischen sind immer mehr Ärzte der Meinung, dass der ABSI eine deutlich bessere Aussagekraft hinsichtlich der Prognose potenzieller Gesundheitsrisiken besitzt als der BMI.

SO ERMITTELN SIE IHREN WAIST-TO-HEIGHT RATIO (WHTR)

Messen Sie zunächst Ihren Taillenumfang. Stellen Sie sich dazu (am besten am Morgen vor dem Frühstück) mit nacktem Oberkörper gerade vor einen Spiegel, lockern Sie Ihre Bauchmuskeln und ziehen Sie ein Maßband ungefähr in Höhe des Bauchnabels waagerecht einmal um die Taille herum.

Teilen Sie nun den ermittelten Wert durch Ihre Körpergröße, also

$$\frac{\text{Taillenumfang (in Zentimetern)}}{\text{Körpergröße (in Zentimetern)}} = \text{WHtR}$$

Vergleichen Sie Ihren WHtR-Wert mit nachfolgenden Richtwerten:

20- bis 40-Jährige
- ≤ 0,40: Untergewicht
- 0,40 – 0,50: Normalgewicht
- 0,51 – 0,56: Übergewicht
- 0,57 – 0,68: Fettleibigkeit (Adipositas)
- ≥ 0,68: schwere Fettleibigkeit

Zwischen 40 und 50 Jahren
- Für jedes zusätzliche Lebensjahr addieren Sie 0,01 Punkte dazu. So ist etwa die Grenze zum Übergewicht für eine 47-jährige Frau: 0,50 + 0,07 = 0,57 Punkte.

50 Jahre und älter
- ≤ 0,40: Untergewicht
- 0,40 – 0,60: Normalgewicht
- 0,61 – 0,66: Übergewicht
- 0,67 – 0,78: Fettleibigkeit (Adipositas)
- ≥ 0,78: schwere Fettleibigkeit

Sie können sich aber auch an den offiziellen Zielwerten der medizinischen Fachgesellschaften orientieren. Danach sollte der Taillenumfang bei Frauen unter 80 Zentimetern und bei Männern unter 94 Zentimetern liegen. Ein deutlicher Anstieg des gesundheitlichen Risikos besteht für Frauen ab einem Umfang von 88 Zentimetern, für Männer ab einem Umfang von 102 Zentimetern.

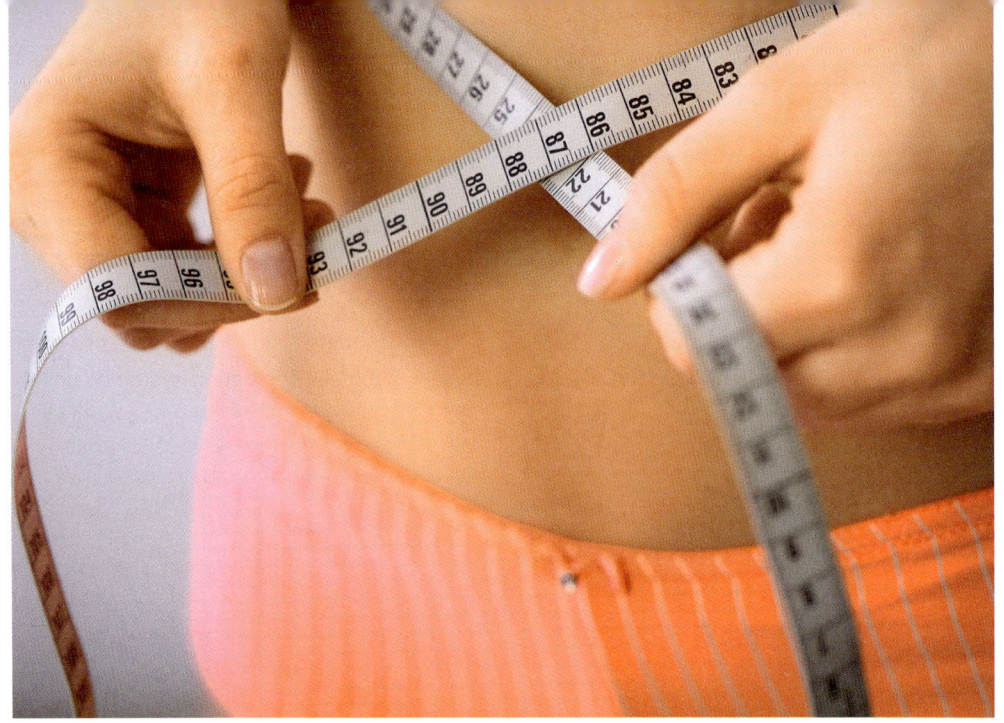

ZÜNDELNDES
BAUCHFETT

Groß, kugelig, ungemein flexibel und immer bereit sich aufzuplustern – so lassen sich die etwa 30 bis 40 Milliarden Fettzellen (Adipozyten) charakterisieren, die im Wesentlichen das Fettgewebe unseres Körpers ausmachen. Meist netzartig miteinander verwoben, sorgen sie dafür, dass nichts von der Nahrungsenergie verloren geht. Diese liegt – jeweils aus drei Fettsäuren und Glyzerin zu Neutralfetten (Triglyceriden) zusammengebaut – als Fetttropfen im Inneren der Fettzelle vor. Wird irgendwo im Körper Energie benötigt, zum Beispiel in den Muskelzellen, sorgen rasch aktivierte fettspaltende Enzyme dafür, dass das gespeicherte Fett wieder in seine einzelnen Bestandteile zerlegt wird und die Fettsäuren umgehend über die Blutbahn an ihren Zielort gelangen.

FETTGEWEBE – DAS GRÖSSTE HORMONORGAN DES KÖRPERS

Die Fettzellen werden bereits in der Kindheit angelegt. Werden sie schon in jungen Jahren mit zu viel Nahrungsenergie gefüttert, bilden sich immer mehr Fettzellen, die dann ein Leben lang weiter ernährt werden wollen – und so zum »Nährboden« für den (späteren) Dauerkampf gegen üppige Fettpolster werden. Im Erwachsenenalter bleibt die Zahl der Fettzellen weitgehend konstant. Anscheinend reguliert der Körper seinen Stoffwechsel etwa ab dem 20. Lebensjahr so, dass die einmal festgelegte Fettzellenmenge nicht mehr angetastet wird. Möglicherweise wächst die Anzahl aber, wenn die Fettzellen bei starkem Übergewicht eine kritische Zellgröße überschritten haben – darüber ist sich die Wissenschaft allerdings noch uneinig.

Doch wenn es nicht die Vermehrung von Fettzellen ist, was treibt uns dann ins Übergewicht? Die meisten Experten glauben, dass dies daran liegt, wie die Fettzelle ihr Volumen äußerst flexibel an die Menge ihres Inhalts, des Speicherfetts, anpasst. Dabei kann sie sich bei einem Überangebot an Energie sehr schnell bis auf das Dreifache ihrer ursprünglichen Größe ausdehnen. Ebenso mühelos schrumpft sie wieder, wenn ihr die Energie entzogen wird.

Die Fähigkeit, sich zu Riesenzellen aufzublähen, ist jedoch nicht der einzige Grund, weshalb sich so viele Wissenschaftler für die Fettzellen interessieren. Inzwischen ist klar: In jeder Fettzelle steckt eine winzige, aber hocheffiziente Chemiefabrik, die rund um die Uhr raffinierte Cocktails aus Hormonen, Enzymen, Boten- und sogar Entzündungs- und Antientzündungsstoffen mixt. Und diese ist an sehr viel mehr Regulationssystemen unseres Organismus beteiligt, als man ursprünglich angenommen hat.

Dynamisch, aktiv, einzigartig

Unsere Speckrollen sind sehr dynamische, hochaktive Gewebe, die große Teile des Stoffwechsels mit organisieren und dafür in ständigem Kontakt mit anderen Organen stehen. Auf diese Weise mischt das Fettgewebe nicht nur bei so wichtigen Mechanismen wie der Appetit- und Sättigungsregulation im Gehirn oder der Insulinempfindlichkeit der Zellen mit (siehe Seite 20), sondern es nimmt auch auf die Blutgerinnung oder die Weit- und Engstellung der Blutgefäße Einfluss – und somit auf die Gesundheit unseres Herz-Kreislauf-Systems.

Sogar an der Steuerung des Menstruationszyklus und der weiblichen Fruchtbarkeit ist das Fettgewebe beteiligt. Hierfür produziert es eine Vielzahl von Hormonen und chemischen Botenstoffen. Damit ist es das größte Hormonorgan unseres Körpers. Vor allem das Fett im Bauchraum zeichnet sich durch eine hohe Stoffwechselaktivität aus – nicht immer zu unserem Besten, wie Sie im Folgenden noch sehen werden.

Östrogene aus dem Fettgewebe

Dass Frauen mit ausgeprägten Fettpolstern häufig einen höheren Östrogenspiegel haben als Schlanke, ist schon länger bekannt. Relativ neu ist die Erkenntnis, dass das Fettgewebe hierauf direkt Einfluss nimmt, indem es einen Teil der in der Nebennierenrinde – auch bei Frauen – gebildeten männlichen Sexualhormone (Androgene) zu Östrogen umwandelt. Bei Männern führt dies zu einer Vergrößerung der Brustdrüse. Bei übergewichtigen Frauen kann sich, insbesondere in den Wechseljahren, wenn sich der hormonelle Gegenspieler Gestagen verabschiedet, eine Östrogendominanz entwickeln. Die Betroffenen leiden dann zwar weniger unter Hitzewallungen und anderen Wechseljahresbeschwerden, dafür steigt aber die Brustkrebsgefahr. Ist zugleich der Insulinspiegel erhöht (siehe Seite 33), ist das Brustkrebsrisiko noch höher.

ADIPOKINE – DIE FETTGEWEBSHORMONE

Bis jetzt sind etwa 100 Substanzen identifiziert worden, die in den Fettzellen gebildet werden. Manche dieser Fettgewebshormone (Adipokine) sind ausschließlich für die Steuerung der im Fettgewebe ablaufenden Prozesse zuständig; das heißt, sie verbleiben im Fettgewebe. Andere gelangen in die Blutbahn und entfalten auf diese Weise ihre Wirkung auch in anderen Organen. Im Normalfall bilden die Adipokine ein ausbalanciertes Netzwerk von Signalen und Interaktionen, das die Aktivitäten des Fettgewebes mit denen der anderen Gewebe und Organe zu einem großen Ganzen verknüpft.

Leptin – das Sättigungshormon

Einer der Hauptakteure ist das Adipokin Leptin, ein Eiweißhormon, das erst 1994 entdeckt wurde. Wie viel Leptin im Körper vorhanden ist, hängt vom Anteil des Fettgewebes ab: Je mehr beziehungsweise je größer die Fettzellen, desto mehr Leptin lässt sich im Blut nachweisen. Leptin ist ein ausgesprochen vielseitiges Hormon, ohne das wichtige Stoffwechselvorgänge nicht reibungslos ablaufen könnten. Es ist nicht nur an der Regulierung des Fettstoffwechsels und des Energiehaushalts beteiligt, sondern stimmt auch die Aktivität von zahlreichen appetitverändernden Molekülen im Gehirn aufeinander ab, wodurch Appetit und Sättigung geregelt werden. Vereinfacht ausgedrückt: Steigt der Leptinspiegel im Blut, wird dem Gehirn Sättigung signalisiert. Sinkt die Leptinkonzentration, meldet sich Hunger. Zudem hemmt Leptin die Herstellung von Insulin in der Bauchspeicheldrüse und die Cortisolproduktion der Nebennieren, stimuliert die Knochenbildung und ist an der Steuerung der Fruchtbarkeit beteiligt. Frauen haben generell einen höheren Leptinspiegel als Männer – nach den Wechseljahren gleichen sich die Werte dann an. Ein sehr niedriger Leptinspiegel kann den gesamten hormonellen Regelkreis, der den weiblichen Zyklus oder die männliche Samenzellproduktion steuert, durcheinander- oder gar zum Erliegen bringen. Deshalb bleibt zum Beispiel bei Frauen, die hungern müssen oder magersüchtig sind, die Regelblutung aus. Sogar auf das Immungeschehen nimmt Leptin Einfluss: Einen der Gründe für die Infektanfälligkeit von Menschen mit starkem Untergewicht sehen Experten in einem erniedrigten Leptinspiegel. Zudem scheint ein Mangel an Leptin die Produktion von Schilddrüsen- und Wachstumshormonen zu hemmen.

Adiponektin verstärkt die Insulinwirkung

Neben Leptin greifen noch viele andere Adipokine in die Stoffwechselvorgänge ein. Beim größten Teil steht die Forschung erst am Anfang, über einige weiß man jedoch mittlerweile ziemlich genau Bescheid. Dazu gehört etwa das Eiweißhormon Adiponektin, das wie Leptin unter anderem unseren Hunger und unser Essverhalten beeinflusst. Noch wichtiger ist die Erkenntnis, dass Adiponektin die Wirkung des »Blutzuckerhormons« Insulin an den Fettzellen verstärkt, indem es die Aufnahme, Verwertung und Verbrennung von Fettsäuren in der Muskulatur erleichtert. Damit hält es sowohl den Blutzucker- als auch den Fettstoffwechsel unter Kontrolle. Übergewichtige haben oftmals einen niedrigen Adiponektin-Spiegel, was die Wirkung von Insulin abschwächt.

DIE LEPTIN-STORY

Als der amerikanische Molekularbiologe Jeffrey Friedman 1994 das Sättigungshormon Leptin entdeckte, dachte man, endlich eine Wunderwaffe gegen Übergewicht gefunden zu haben. Mitten in die Versuche, eine Leptinpille als Appetitzügler zu entwickeln, platzte jedoch das Ergebnis verschiedener Studien: Übergewichtige haben nicht zu wenig, sondern zu viel Leptin im Blut. Denn je mehr Fettzellen im Körper vorhanden sind, desto mehr Leptin wird gebildet. Bei dicken Menschen reagieren die Bereiche des Gehirns, die für die Appetit- und Gewichtsregulation zuständig sind, immer weniger empfindlich auf das Sättigungshormon. Es entwickelt sich mit der Zeit eine Leptinresistenz. Deshalb suchen die Forscher nach Möglichkeiten, das Gehirn gezielt für Leptin zu sensibilisieren. Erfolgsmeldungen gibt es bereits: So hat sich in Tierversuchen gezeigt, dass aus übergewichtigen Ratten durch Leptingaben und sportliches Training schlanke Nager werden. Offenbar werden durch die gesteigerte Bewegung Stoffwechselveränderungen in Gang gesetzt, die den Weg für die Leptinsignale in die Appetitzentrale im Gehirn wieder freimachen. Mediziner des Universitätsklinikums Ulm behandelten ein Kind, das aufgrund einer Genmutation immer Hunger hatte und mit drei Jahren über 40 Kilo wog, erfolgreich mit künstlich hergestelltem Leptin: Es nahm daraufhin weniger Nahrung zu sich und verlor deutlich an Gewicht.

WENIG ADIPONEKTIN BIRGT GEFAHREN

Bei vielen Übergewichtigen und Menschen, die an einem metabolischen Syndrom leiden (**siehe Seite 32**), sowie bei den meisten Typ-2-Diabetikern sind die Adiponektinspiegel im Blut erniedrigt. Der Grund ist folgender: Sind die Fettzellen überfüllt, schränken

Ein Lauftreff mit Freundinnen lässt dem Bauchfett keine Chance.

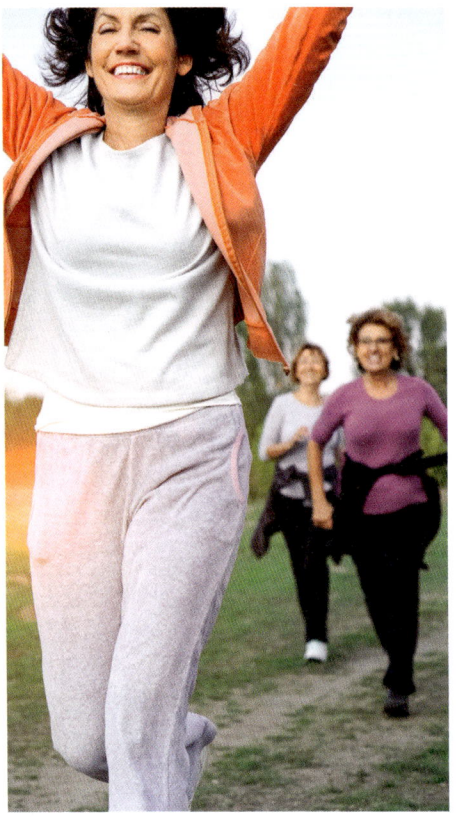

sie ihre Adiponektinproduktion ein. Weil das Insulin in seiner Effizienz dadurch erheblich geschwächt ist, verbleibt ein Teil der Nährstoffe – allen voran Zucker (Glukose) – im Blut, anstatt zu den Zielorten zu gelangen. Die Folge sind erhöhte Blutzuckerwerte, an deren Ende die Entwicklung eines Diabetes stehen kann. Deshalb gelten niedrige Adiponektinwerte als wichtiger Risikofaktor für Diabetes vom Typ 2 – und übrigens auch für Herz-Kreislauf-Erkrankungen, insbesondere für die koronare Herzkrankheit und arteriosklerotisch verengte Halsschlagadern. Denn Adiponektin wirkt zudem der Ausbildung entzündlicher Gefäßveränderungen entgegen und schützt so vor der Entstehung einer Arteriosklerose (**siehe Seite 26**). Darüber hinaus wirkt sich zu wenig Adiponektin im Blut offenbar ungünstig auf den Fettstoffwechsel aus. Aber Sie können gegensteuern: Wer abnimmt, kurbelt die Adiponektinproduktion wieder an.

ACHTUNG: STÖRALARM!

Die Natur – stets bemüht um Ausgewogenheit im Wechselspiel der Kräfte und Gegenkräfte, die die Lebensvorgänge steuern – hat auch die körperinterne Kommunikation zwischen dem Fettgewebe und den übrigen Körperzellen aufeinander abgestimmt. Zu starke oder zu schwache, zu häufige oder zu seltene Signale durch die Botenstoffe der Fettzellen sind im fein austarierten System ei-

zuckerwerte mithilfe eines gezielten Interventionsprogramms aus regelmäßiger Bewegung und einer kalorienbewussten Ernährung zum Abbau überschüssiger Pfunde sogar einen Schutz vor der Entstehung eines Typ-2-Diabetes von sechs Jahren und mehr nach sich zieht.

Aus der Störung wird schließlich eine Erkrankung

Bleibt der notwendige Schwenk in Richtung gesündere Lebensweise jedoch aus, lässt sich die Entwicklung von der latenten (verborgenen) Stoffwechselstörung hin zur manifesten (erkennbaren) Stoffwechselentgleisung nicht mehr aufhalten. Die Betazellen der Bauchspeicheldrüse erschöpfen und sind kaum mehr in der Lage, genug Insulin zu produzieren. Das, was sie noch schaffen, reicht nicht mehr aus, um die Zuckerkonzentration im Blut zu senken – es hat sich ein Typ-2-Diabetes entwickelt. Dieser Typ wurde früher auch als »Altersdiabetes« bezeichnet, weil vor allem ältere Menschen betroffen waren. Inzwischen erkranken jedoch immer öfter auch Kinder und Jugendliche an Typ-2-Diabetes. Ihr gemeinsames Merkmal: bauchbetontes Übergewicht.

RISIKOMARKER HS-CRP

Vor 17 Jahren deckte die Women's Health Study auf, dass der von der Leber gebildete Entzündungsmarker CRP (C-reaktives Protein) auch über das Risiko von Herz-Kreislauf-Erkrankungen Auskunft gibt. Inzwischen steht eine hochsensitive Messmethode zur Verfügung, mit der bereits geringste CRP-Konzentrationen im Blut aufgespürt werden können. Dieser sogenannte hs-CRP-Test (»hs« bedeutet »high sensitivity«) sollte vor allem dann durchgeführt werden, wenn bereits Risikofaktoren für die Entstehung einer Herz-Kreislauf-Erkrankung wie Diabetes, Bluthochdruck und / oder erhöhte Blutfettwerte bekannt sind. Wird der hs-CRP-Test »nur« zur Risikoeinschätzung ausgeführt, übernehmen die Krankenkassen die Kosten nicht.

Bevor diagnostische Schlüsse gezogen werden, sollten Sie Ihren hs-CRP-Wert jedoch stets zur Sicherheit zweimal bestimmen lassen. Falls Sie gerade von einer Erkältung oder einer anderen Infektion genesen sind, müssen Sie mindestens drei Wochen warten, bis Sie den hs-CRP-Test machen können.

Vorher würden die Werte vermutlich – typisch für eine akute Entzündung – über 10 mg / l liegen (der empfohlene obere Grenzwert liegt bei < 5,0 mg/l). Leiden Sie unter einer chronisch-entzündlichen Krankheit, etwa einer rheumatischen Erkrankung, hilft Ihnen der hs-CRP-Wert zur Einschätzung Ihres Erkrankungsrisikos auch nicht weiter, da er wegen der chronischen Entzündung ohnehin dauerhaft erhöht sein wird.

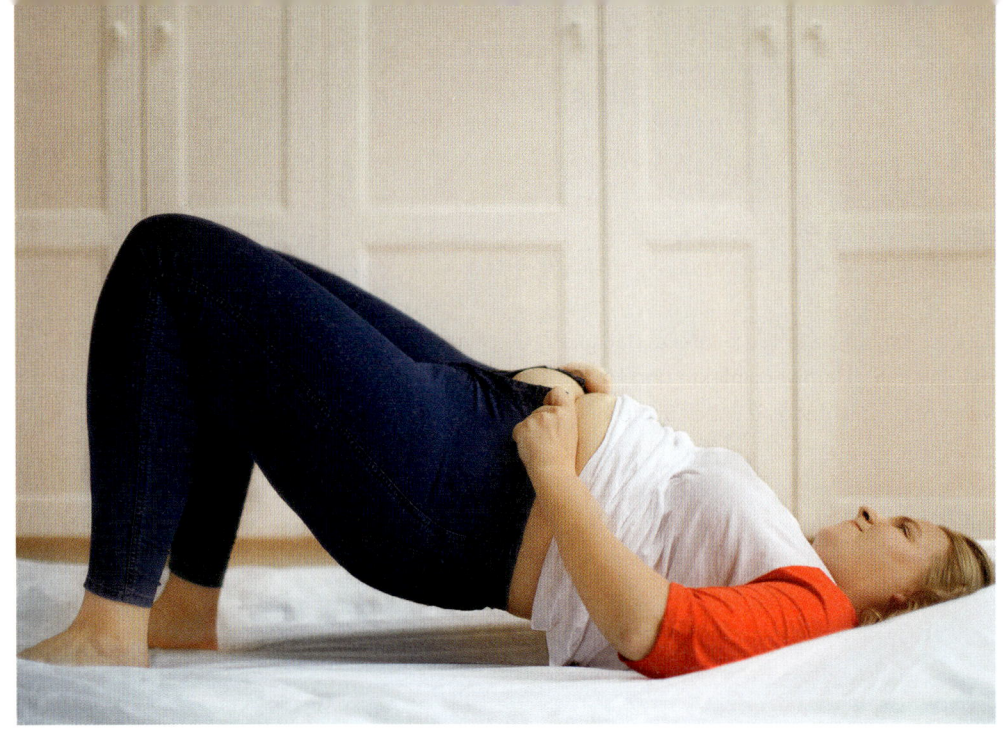

BAUCHFETT – WEGBEREITER FÜR ERKRANKUNGEN

Während das »Hüftgold« des Birnentyps weniger schädlich ist, stellt das Bauchfett ein deutliches Gesundheitsrisiko dar. Es bringt das Gleichgewicht zwischen Insulinausschüttung und Blutzuckerspiegel durcheinander, lässt den Cholesterinspiegel ansteigen und schadet dem Herzen. Besonders die anhaltend zu hohe Zuckerkonzentration im Blut ist eine große Gefahr für den Organismus.

DIABETES – DIE SCHLEICHENDE GEFAHR

Diabetes nimmt weltweit so stark zu, dass mittlerweile der Begriff »Diabetes-Epidemie« die Runde macht. Allein in Deutschland sind derzeit etwa sechs Millionen Menschen wegen eines diagnostizierten Typ-2-Diabetes in ärztlicher Behandlung; weltweit leiden rund 425 Millionen Menschen unter der chronischen Stoffwechselerkrankung. Die Dunkelziffer liegt vermutlich deutlich höher, denn die Erkrankung verursacht lange Zeit keine Beschwerden und wird deshalb oft erst im fortgeschrittenen Stadium erkannt. Manchmal besteht zwar eine erhöhte Infektanfälligkeit (vor allem für Harnwegsinfekte und Hautinfektionen) oder Juckreiz. Aber Symptome wie trockene Haut, starker Durst, häufiges Wasserlassen und / oder Gewichtsverlust trotz unveränderter Essgewohnheiten treten meistens erst dann auf, wenn der Blutzucker schon länger konstant zu hoch ist.

Von den typischen diabetesbedingten Folgeerscheinungen sind meist die Gefäße betroffen: die großen Arterien am Herzen, im Gehirn oder an den Beinen, aber auch die ganz kleinen Blutgefäße der Augen oder der Nieren. Die Veränderungen können irreparable Schäden nach sich ziehen. Ein diabetisch bedingter Nierenschaden kann zum Beispiel eine lebenslange Dialyse zur Folge haben: Weil die Nieren ihrer Rolle als Entgiftungsorgan nicht mehr gerecht werden, muss bei der Dialyse eine »künstliche Niere« außerhalb des Körpers diese Funktion übernehmen und das Blut reinigen.

Auch die Nerven können aufgrund von Diabetes Schaden nehmen. Dann kommt es zu einer sogenannten Polyneuropathie. Und so kann sich zum Beispiel ein Herzinfarkt entwickeln, ohne dass man Beschwerden verspürt, weil die Schmerzwahrnehmung infolge von Nervenschäden beeinträchtigt ist.

Abnehmen und Bewegung – das A und O der Therapie

Anders als beim Diabetes vom Typ 1, bei dem überhaupt kein Insulin mehr produziert wird, versiegt die Insulinproduktion beim Typ-2-Diabetes erst allmählich. Doch sie kann, bevor es zum endgültigen Aus kommt, oft wieder angekurbelt werden.

Im Anfangsstadium normalisiert sich bei vielen Typ-2-Diabetikern der Stoffwechsel allein durch eine konsequente Änderung des Lebensstils. Die wichtigsten Therapieziele sind hier das Abnehmen und regelmäßige Bewegung. Reichen diese Maßnahmen nicht (mehr) aus, um die Blutzuckerwerte im Normbereich zu halten, müssen blutzuckersenkende Medikamente eingenommen werden. Eine Insulintherapie wird notwendig, wenn die körpereigene Insulinproduktion (weitgehend) versiegt ist.

REGELMÄSSIG ZUR KONTROLLE!

Wichtig ist, dass Diabetiker regelmäßig die ärztlichen Kontrolltermine wahrnehmen. An erster Stelle steht die Bestimmung des HbA1c-Werts. Dieser spiegelt sehr genau die Stoffwechseleinstellung innerhalb der letzten Wochen wider und wird deshalb auch als Blutzuckergedächtnis bezeichnet. Außerdem sind Urinanalysen zur Überprüfung der Nierenfunktion wichtig, die regelmäßige Bestimmung der Fettkonzentration im Blut und mindestens einmal jährlich eine augenärztliche und neurologische Untersuchung.

GEFÄHRDETE GEFÄSSE, GEFÄHRDETES HERZ

Die Entwicklung eines Diabetes ist nur eine von mehreren möglichen Folgen eines überaktiven Stoffwechselgeschehens infolge der überblähten Bauchfettzellen. Ein Körper, dessen Stoffwechselvorgänge durch eine Insulindominanz gestört werden, setzt nämlich immer mehr Speckrollen an.

»Schuld« daran ist das viele Insulin, das die fettspaltenden Enzyme in den Fettzellen blockiert und so dafür sorgt, dass die überfüllten Energiedepots nicht mehr (ausreichend) geleert werden können. Gleichzeitig bringen die großen Fettsäuremengen (und die gewaltigen Zuckermengen) im Blut den gesamten Fettstoffwechsel in eine Schieflage: Das »gute« HDL-Cholesterin sinkt, während das »schlechte« LDL-Cholesterin sowie das Gesamtcholesterin steigen – der Triglyzeridspiegel ist ohnehin schon zu hoch.

Wohin mit dem Fett?

Der Körper hat »alle Hände voll zu tun«, um die Fettsäuren im Blut doch noch irgendwo »unterzubringen«. Einen Teil der Arbeit übernimmt die Leber, indem sie zum Beispiel Cholesterin in Gallensäuren umwandelt, die zur Unterstützung der Fettverdauung in den oberen Dünndarm abgegeben werden. Mit den unzähligen Triglyzeriden (siehe Seite 14) aber weiß auch die Leber nichts anzufangen. Und so lagert sich das Neutralfett in den Leberzellen ab; das Organ verfettet nach und

nach. Daher leiden viele Übergewichtige auch dann unter einer Fettleber, wenn sie nur mäßig Alkohol konsumieren (normalerweise ist Alkohol der Hauptrisikofaktor für die Entwicklung einer Fettleber).

Eine Fettleber ist gefährlich und schränkt die Stoffwechselleistung der Leber immer mehr ein. Außerdem droht eine Entzündung der Leber, wenn die Betroffenen nicht rechtzeitig mit einem konsequenten Verzicht auf Alkohol und einer nachhaltigen Ernährungsumstellung (wenig Fett, wenig Kalorien, viel Obst und Gemüse) dagegensteuern.

BLUTGEFÄSSE ALS FETTDEPONIE

Doch nicht nur der Leber, sondern auch den Blutgefäßen droht Gefahr, wenn in unserem Blut ein permanentes Überangebot an Fetten besteht. Die feine, geschmeidige Auskleidung (Endothel) der innersten Schicht der Arterienwand bietet vor allem dem Cholesterin eine gute Haftfläche.

Und so braut sich – zunächst im Verborgenen – weiteres Unheil zusammen. Denn die Ablagerungen schädigen die Arterienwand und rufen so das Immunsystem auf den Plan. Was dann im Laufe der Zeit passiert, nennen Mediziner arteriosklerotische Veränderungen. Sie sind der Ausgangspunkt für viele Erkrankungen – von der peripheren arteriellen Verschlusskrankheit (»Schaufensterkrankheit«) über Nierenschwäche, Nierenversagen, Hirndurchblutungsstörung bis hin zur gefährlichen Herzkranzgefäßverengung.

Ohne Cholesterin geht nichts

Das Blutfett Cholesterin hat heutzutage keinen guten Ruf. Allerdings zu Unrecht: Als Bausubstanz für die Zellwände und Nervenfasern ist Cholesterin für den Körper lebensnotwendig. Außerdem brauchen wir den Fettstoff für die Bildung von Hormonen, Vitamin D_3 und Gallensäuren.

Wie alle Fette ist Cholesterin kaum wasserlöslich. Deshalb ist es für den Transport im Körper an spezielle Eiweißteilchen gebunden. Diese Verbindungen bezeichnet man als Lipoproteine (Fett-Eiweiß-Verbindungen). Solche Lipoproteine kennen Sie als »böses« LDL-Cholesterin (low density lipoprotein) oder als »gutes« HDL-Cholesterin (high density lipoprotein).

Auch das weniger bekannte VLDL-Cholesterin (very low density lipoprotein) sowie Lipoprotein a, das ähnlich aufgebaut ist wie LDL-Cholesterin, gehören dazu. Letzteres gilt auch als Risikofaktor für Arteriosklerose, besonders wenn zugleich das LDL-Cholesterin erhöht ist.

DAS »BÖSE« LDL-CHOLESTERIN

LDL-Cholesterin gilt von allen Cholesterintransportern als der »schlechteste«: Ist es in der Überzahl, beginnt es die Innenschichten der Gefäße zu attackieren.

Wirklich gefährlich wird es für die Gefäßwände aber erst, wenn das LDL-Cholesterin durch aggressive Sauerstoffmoleküle (freie Radikale) oxidiert. Das passiert dann, wenn die natürli-

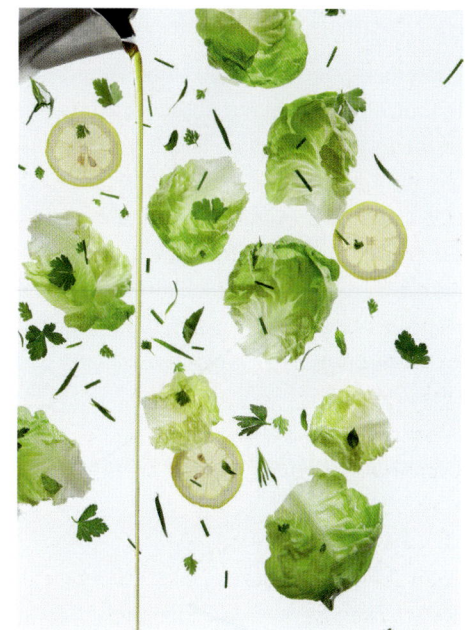

Frischer Salat und gesundes Olivenöl sorgen für gute Cholesterinwerte.

che Menge an Antioxidanzien (beispielsweise die Vitamine C und E, Carotinoide und Coenzym Q_{10}), über die das LDL-Cholesterin normalerweise verfügt, durch die Oxidationsprozesse allmählich aufgebraucht ist und auf Grund einer unausgewogenen Ernährung nicht genug neue Radikalenfänger aufgenommen werden.

Wer also zu wenig frisches Obst, Gemüse und Salat mit gesundem Olivenöl isst, riskiert, dass das LDL-Cholesterin in seinem Körper oxidiert, das heißt quasi ranzig wird, und die Gefäßwände angreift.

DAS »GUTE« HDL-CHOLESTERIN

Immerhin gibt es mit HDL einen fleißigen Gefäßputzer, der nicht nur überschüssiges Cholesterin aus dem Blut einfängt, sondern die Gefäßwände auch von den schädlichen LDL-Cholesterin-Kletten befreit und diese in die Leber »entsorgt«. Hohe HDL-Cholesterin-Werte gelten denn auch als Schutzfaktor für Herz und Gefäße. Diese Schutzwirkung lässt allerdings nach, wenn bereits eine ausgedehnte Koronarkrankheit vorliegt. Zudem gibt es Hinweise, dass eine chronische Nierenschwäche, eine rheumatoide Arthritis oder ein Diabetes mit einem veränderten HDL-Cholesterin einhergehen; dann ist aus dem »guten« ein »böses« HDL-Cholesterin von minderwertiger Qualität geworden. In diesen Fällen macht eine Therapie zum Anheben des HDL-Werts keinen Sinn. Wichtiger ist es, einen hohen LDL-Cholesterinwert zu senken – andernfalls steht die Gesundheit von Herz und Gefäßen auf dem Spiel.

Ablagerungen an den Innenwänden der Blutgefäße führen zu Durchblutungsstörungen.

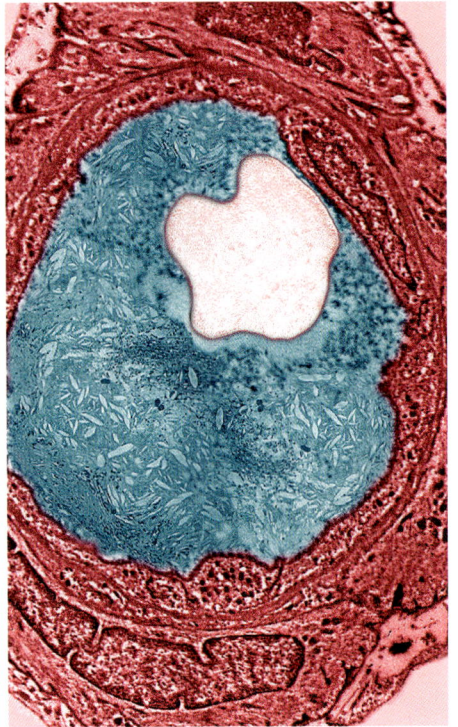

Arteriosklerose

Arteriosklerose (»Arterienverkalkung«) entwickelt sich, weil sich die Gefäßwände entzünden. Mit dieser Immunreaktion versucht der Körper, die Ursache auszuschalten und die angerichteten Schäden zu reparieren – also eigentlich eine natürliche Schutzmaßnahme. Dabei geht die Gefahr vor allem von zu viel LDL-gebundenem Cholesterin an völlig falschen Stellen aus. Und das kommt ziemlich oft vor: Über 200 000 Menschen werden in Deutschland jedes Jahr wegen arteriosklerotisch bedingter Erkrankungen stationär behandelt. Wenn sich immer mehr oxidiertes LDL-Cholesterin in den Gefäßen ansammelt, schlagen die Endothelzellen in der Gefäßwand Alarm und fordern Verstärkung durch das körpereigene Abwehrsystem an, um den Fremdkörper zu beseitigen. Dies ist der Start für einen vielschichtigen Entzündungsprozess, der schließlich die Bildung von arte-

IRRTÜMER ÜBER CHOLESTERIN

»Cholesterin« ist für viele Menschen gleichbedeutend mit »schädlich«.
Dabei sind viele Befürchtungen längst überholt.

CHOLESTERIN IST SCHÄDLICH.

Stimmt nicht. Nur dann, wenn zu viel Gesamtcholesterin und »schlechtes« LDL-Cholesterin im Blut zirkulieren, wird es insbesondere für Gefäße und Herz gefährlich.

BEI ERHÖHTEN CHOLESTERIN- WERTEN DÜRFEN KEINE EIER UND KEINE BUTTER GEGESSEN WERDEN.

Stimmt nicht ganz. Der maßgebliche Cholesterinanteil wird vom Körper selbst hergestellt. Dagegen beträgt der Anteil, der mit der Nahrung aufgenommen wird, etwa zwei Prozent. Und weil Cholesterin so wichtig ist, achtet der Körper äußerst genau auf seinen Cholesterinspiegel: Führen Sie ihm weniger Cholesterin mit der Nahrung zu, stellt er kurzerhand selbst mehr davon her; ist es mehr, produziert er weniger. Was den Cholesterinspiegel in die Höhe treibt, sind Essgewohnheiten mit einem hohen Anteil an tierischen Fetten, die reichlich gesättigte Fettsäuren liefern, wie Fleisch, Wurst, Käse mit hoher Fettstufe und Backwaren. Auch Eier und Butter sind reich an gesättigten Fettsäuren.

HOHE CHOLESTERINWERTE LIEGEN NICHT IN DER FAMILIE.

Stimmt nicht. Inzwischen steht fest, dass die Neigung zu einem hohen Cholesterinspiegel bei vielen Menschen erblich bedingt ist. Deshalb können schon schlanke, sportliche Kinder erhöhte Cholesterinwerte haben.

GEGEN HOHE CHOLESTERINWER- TE HELFEN NUR MEDIKAMENTE.

Stimmt nicht. Zwar sind Arzneien zur Senkung eines erhöhten Cholesterinspiegels sehr effektiv, Blutfettsenker können aber auch unerwünschte Nebenwirkungen haben. Beispielsweise scheinen Statine, die ein Enzym der körpereigenen Cholesterinherstellung hemmen und derzeit am häufigsten verordnet werden, das Risiko für Lebererkrankungen, akutes Nierenversagen, Muskelschwäche und für das Augenleiden grauer Star zu erhöhen. Deshalb sollten Medikamente nur dann eine Option sein, wenn hohe Cholesterinwerte nicht auf eine Ernährungsumstellung – kombiniert mit regelmäßiger körperlicher Aktivität, die in den Tagesablauf integriert wird – ansprechen.

riosklerotischen Plaques zur Folge hat, die die Gefäßwand verdicken und verhärten: Aus dem einstmals so elastischen »Schlauch« ist ein starres »Rohr« geworden, das anfällig für Verletzungen ist. Gleichzeitig wird es in den Gefäßen durch die nach innen wachsenden Plaques enger und enger. Irgendwann kann das Blut dann nicht mehr einfach so durchrauschen wie gewohnt. Mit ernsten Folgen: Das Gewebe hinter den Engstellen wird immer weniger mit Sauerstoff versorgt; es haben sich Durchblutungsstörungen entwickelt.

Bluthochdruck

Wenn bei Ihnen mit einem Blutdruckmessgerät mindestens dreimal zu verschiedenen Zeiten ein Wert über 140 / 90 mmHg ermittelt wurde, gehören Sie zu den 35 Millionen Menschen in Deutschland mit zu hohem Blutdruck. Dieser tut nicht weh und beeinträchtigt Sie (zunächst) nicht – trotzdem ist er ein Risikofaktor, der das Leben deutlich verkürzen kann. In den allermeisten Fällen tritt Bluthochdruck »aus heiterem Himmel« in unser Leben (bei Frauen oft gegen Ende der Wechseljahre). Meist merken wir erst einmal nichts davon. Hinweise für einen erhöhten Blutdruck gibt es allerdings. Wenn etwa der Waist-to-height ratio über dem empfohlenen Wert liegt (siehe Seite 13) und man auf die Lebensmitte zugeht (oder darüber hinaus ist), ist es sehr wahrscheinlich, dass auch der Blutdruck nicht mehr dem empfohlenen Wert von 120 / 80 mmHg entspricht.

HAND IN HAND DEM UNHEIL ENTGEGEN

Bluthochdruck fördert die Entstehung einer Arteriosklerose: Durch den erhöhten Druck, der im Blutkreislauf herrscht, nehmen die Innenwände der Arterien Schaden. Dadurch reißen sie leichter ein, sodass das oxidierte LDL-Cholesterin noch weniger Mühe hat, sich dort abzulagern. Mit der Zeit verdickt sich dann auch die Muskelschicht der Arterien. Dadurch verlieren sie weiter an Elastizität, sie können sich dem Blutdruck immer schlechter anpassen, was diesen weiter in die Höhe treibt. Seit die Forscher wissen, dass in der Adiponektinmixtur, die von überfüllten Zellen des Bauchfettgewebes freigesetzt wird, auch einige Hormone sind, die an der Regulierung des Blutdrucks beteiligt sind, gibt es erste Ansatzpunkte, die erklären könnten, warum Menschen mit einem ausgeprägten Bauchumfang und Diabetiker besonders oft unter Bluthochdruck leiden.

Ein solches Hormon ist zum Beispiel der Blutdruckstimulator Angiotensin II, der ein wichtiger Bestandteil des Renin-Angiotensin-Systems ist (das unter anderem in Herz, Lunge, Nieren und Gefäßen vorkommt) und einen großen Anteil daran hat, wenn der Blutdruck in die Höhe schießt. Das Bauchfett produziert sowohl Angiotensin II als auch das Vorläuferhormon Angiotensinogen – und sorgt so dafür, dass noch mehr blutdrucksteigernder »Treibstoff« in Umlauf ist. Die Wirkung von Angiotensin II einzudämmen ist demnach ein wichtiges Ziel der modernen Bluthochdruck-Therapie. Hinzu kommt: Zu viel Fett im Bauchraum steigert die Ausschüttung von Stresshormonen und fördert so Kalziumeinlagerungen in die Blutgefäßwände. Die Gefäße werden enger, der Blutdruck steigt. Aber auch eine zu hohe Zuckerkonzentration im Blut treibt den Blutdruck in die Höhe. Und eben diese Kombination ist für Herz und Gefäße eine besonders gefährliche Mischung.

ANGINA PECTORIS: LEITSYMPTOM DER KORONAREN HERZKRANKHEIT

Arteriosklerotisch bedingte Durchblutungsstörungen gehen meist mit Schmerzen einher. Sehr unangenehm sind die Beschwerden, wenn der Herzmuskel nicht mehr ausreichend mit Blut versorgt wird. Dann fühlt es sich beim Treppensteigen oder bei anderen körperlichen Anstrengungen, für die der Herzmuskel eine Extradosis Sauerstoff benötigt, so an, als lege sich ein Stahlring um den Brustkorb. Oft dehnt sich dieses angstmachende Enge- oder Druckgefühl auf andere Körperregionen aus, etwa in die linke Schulter, den linken Arm oder Oberbauch, aber auch in den Hals, Unterkiefer oder Rücken. Das sind die typischen Krankheitszeichen einer Angina Pectoris, deretwegen hierzulande im Jahr über 300 000 Patienten im Krankenhaus behandelt werden. Zu diesem Zeitpunkt ist (mindestens) eines der drei großen Herz-

ERHÖHTER HS-CRP-WERT – VORBOTE DER KHK

Einer koronaren Herzkrankheit (KHK) geht fast immer ein erhöhter Spiegel des hochsensitiven C-reaktiven Proteins (hs-CRP **siehe Seite 21**) voraus (≥ 3 mg / l, aber ≤ 10 mg / l) – eine Folge der entzündlichen Reaktion der Gefäßwand auf die Angriffe des oxidierten LDL-Cholesterins, das die Leber dazu veranlasst, CRP zur Unterstützung der Immunabwehr zu bilden. Viele Ärzte plädieren deshalb dafür, den hochempfindlichen Entzündungsmarker als eigenständigen Risikofaktor für die KHK zu bewerten.

kranzgefäße durch die Plaques schon zu 75 Prozent und mehr verengt. Bis dahin schafft es das Herz meist noch, mit dem Sauerstoffmangel zurechtzukommen.

Die stumme Phase

Beschwerden treten im Allgemeinen erst dann auf, wenn eines oder mehrere Herzkranzgefäße stark verengt sind. Bis dahin sprechen die Mediziner von der »stummen« Phase (latente KHK).
In der Regel lassen sich die Gefäßveränderungen lange vor dem Einsetzen von Schmerzen, zum Beispiel mithilfe eines Ruhe- und Belastungs-EKGs oder eines Kalkscore-

Screenings mittels Computertomographie, nachweisen. Die »stumme« Phase kann in eine Angina Pectoris münden, sie kann aber auch einen Herzinfarkt oder den plötzlichen Herztod zur Folge haben, ohne dass im Vorfeld die typischen Angina-Pectoris-Beschwerden eingesetzt haben. Deshalb sind bei einer einmal diagnostizierten Herzkranzverengung Kontrolluntersuchungen so wichtig.

So wird therapiert

Eine stabile Angina Pectoris wird zunächst meist mit Medikamenten behandelt, die die Herzkranzgefäße erweitern und bei akuten Beschwerden rasch für Besserung sorgen. Manchmal müssen zusätzlich Arzneimittel eingenommen werden, die die Gerinnungsfähigkeit des Blutes herabsetzen und so die Gefahr eines Blutgerinnsels verringern (zum Beispiel Azetylsalizylsäure). Hochgradige Verengungen der Herzkranzgefäße machen meist eine Gefäßaufdehnung mithilfe eines Ballonkatheters (Ballondilatation), den Einsatz einer Gefäßstütze (Stent-Implantation) oder – wenn mit diesen Maßnahmen kein dauerhafter Therapieerfolg zu erreichen ist – eine Bypass-Operation erforderlich. Hierbei schafft der Herzchirurg künstlich eine Gefäßverbindung, wodurch die Engstelle umgangen und das Blut »umgeleitet« wird. Diese Umgehungsgefäße werden vorher an anderen Körperstellen entnommen, etwa eine Vene aus dem Bein oder Teile aus der Handgelenksarterie. Sind mehrere Herzkranzgefäße von einer Verengung betroffen, können auch mehrere Bypässe gelegt werden, um einen Herzinfarkt zu vermeiden.

In Deutschland werden jährlich mehr als 50 000 Bypass-Operationen durchgeführt.

Herzinfarkt

Manchmal wird eine Plaque so groß, dass sie den Blutfluss im Herzkranzgefäß komplett zum Erliegen bringt. Dann kommt es zum Herzinfarkt, an dem allein in Deutschland jährlich etwa 250 000 Menschen sterben. Der Herzmuskelabschnitt, der normalerweise von dem betroffenen Herzkranzgefäß versorgt wird, bekommt keinen Sauerstoff mehr; die betroffenen Herzmuskelzellen drohen abzusterben. Lebensgefährlich sind auch Herzrhythmusstörungen (Kammerflimmern), die sich in dem untergehenden Muskelgewebe entwickeln – im Extremfall sorgen sie dafür, dass die gesamte Pumpfunktion des Herzens zum Erliegen kommt und es nur noch unkontrolliert zuckt.

Jetzt kommt es vor allem darauf an, wie rasch die Notfallbehandlung einsetzt: Je schneller das verschlossene Gefäß wieder geöffnet werden kann und die Durchblutung wieder hergestellt wird – am besten innerhalb der nächsten drei Stunden –, desto größer ist die Chance zu überleben.

BLUTGERINNSEL ALS AUSLÖSER

Statistisch gesehen, ereignen sich aber nur wenige Herzinfarkte durch intakte »Monsterplaques«. Viel häufiger kommt es vor, dass zunächst die Bindegewebskappe einer Plaque platzt und so die körpereigenen Reparaturmechanismen des Körpers aktiviert werden, damit das Leck rasch geschlossen wird. Dabei wird eine höchst sinnvolle Einrichtung der Natur zur tödlichen Bedrohung. Denn neben den Blutgerinnungsmechanismen spielen auch die Blutplättchen eine wichtige Rolle: Sie ballen sich zu einem Pfropf zusammen und dichten den Bruch ab; plötzlich ist ein Blutgerinnsel entstanden. Wenn ein solches einen großen Teil des Gefäßes verengt oder es sogar ganz verschließt, kommt es zum Herzinfarkt, schweren Herzrhythmusstörungen oder zum plötzlichen Herztod.

Schlaganfall

Landet das Blutgerinnsel nicht im Herz, sondern im Gehirn, entsteht ein Schlaganfall: Plötzlich wird in einer Hirnregion (oft im Großhirnbereich) die Sauerstoffversorgung unterbrochen und Nervenzellen sterben ab. Je nachdem, welches Gebiet betroffen ist, kann man nicht mehr sprechen, nicht mehr sehen, nicht mehr gehen oder seinen Arm nicht mehr bewegen – und oft genug endet ein Schlaganfall auch tödlich. Dies passiert trotz medizinischer Fortschritte immer noch so häufig, dass ein Schlaganfall hierzulande nach dem Herzinfarkt die zweithäufigste To-

desursache ist. Umso wichtiger ist es, bei plötzlich auftretenden Symptomen (**siehe Kasten**) sofort den Notarzt zu rufen – auch wenn man unsicher ist, ob es sich um einen Schlaganfall handelt: Eine Behandlung innerhalb der ersten viereinhalb Stunden ist ganz wesentlich für die Langzeitprognose.

Hin und wieder entsteht das Blutgerinnsel, das einen Schlaganfall verursacht, auch in arteriosklerotisch verengten Halsschlagadern (Karotisstenose), die das Blut vom Herzen zum Gehirn befördern. Vor allem wenn die Verengung mehr als 70 Prozent beträgt, muss

ANZEICHEN FÜR EINEN SCHLAGANFALL

Treten eines oder mehrere dieser Symptome plötzlich »wie aus heiterem Himmel« auf, sollten Sie umgehend einen Notarzt rufen:

- Sprech- bzw. Sprachstörung
- einseitig hängender Mundwinkel
- Sehstörungen wie Gesichtsfeldausfall, das Sehen von Doppelbildern, Erblinden eines Auges
- Koordinationsstörung (»Ungeschicklichkeit«)
- Gefühlsstörung / Lähmung einer Körperseite
- Drehschwindel
- extrem starke Kopfschmerzen (»Donnerschlag«)
- Bewusstlosigkeit

damit gerechnet werden, dass sich an der Engstelle in der Halsschlagader ein Blutgerinnsel ablagert. In diesem Fall wird der Arzt sehr wahrscheinlich zu einer Operation raten, um die Ablagerungen an den Gefäßwänden herauszuschälen und so die normale Durchgängigkeit der Halsschlagader wieder herzustellen. Bleibt der Eingriff aus, ist die Gefahr groß, in den nächsten drei bis sechs Monaten einen Schlaganfall zu erleiden.

METABOLISCHES SYNDROM

Was ist Ursache, was ist Wirkung? Was war zuerst da, die Henne oder das Ei? Jahrelang war dies die große Frage, die die Wissenschaftler in ihren Untersuchungen rund um das metabolische Syndrom zu beantworten versuchten. Zum metabolischen Syndrom oder »tödlichen Quartett« gehören alle Wohlstandsleiden, über die wir auf den letzten Seiten berichtet haben: bauchbetontes Übergewicht, Störungen des Zucker- und des Fettstoffwechsels, Bluthochdruck. Hierzulande ist durchschnittlich jeder fünfte Erwachsene betroffen, ab einem Alter von 50 Jahren sogar jeder vierte. Bis heute ist es nicht gelungen, sämtliche Einzelheiten der komplexen Kausalkette hin zum metabolischen Syndrom aufzudecken. Inzwischen deutet jedoch alles darauf hin, dass die Initialzündung von den stoffwechselaktiven Fettzellen im Bauchraum ausgeht.

Nach den gemeinsamen Vorgaben des National Cholesterol Education Program (NCEP) der American Heart Association und der International Diabetes Federation (IDF) besteht ein metabolisches Syndrom, wenn mindestens drei der folgenden fünf Kriterien erfüllt sind:

- bauchbetontes Fett mit einem Grenzwert für den Taillenumfang von ≥ 88 cm bei Frauen und ≥ 102 cm bei Männern
- Bluthochdruck von ≥ 130 mmHg systolisch, ≥ 85 mmHg diastolisch
- Nüchternblutzucker von ≥ 100 mg/dl
- Triglyzeride von ≥ 150 mg/dl
- HDL-Cholesterin von ≤ 50 mg/dl bei Frauen und ≤ 40 mg/dl bei Männern

AN DIESEN STELLEN BRENNT ES – EIN ÜBERBLICK

Wenn das Fett im Bauchraum außer Rand und Band gerät, hat das weitreichende Konsequenzen. Hier die Hauptangriffsorte im Überblick:

Stoffwechselaktivität von Insulin: Weil die Zellen immer mehr verfetten, schafft es das Insulin irgendwann nicht mehr, die mit der Nahrung zugeführten Nährstoffe in die Zellen zu schleusen oder die Fettverarbeitung und -speicherung in den Fettzellen zu steuern. Außerdem führt die Gewichtskurve steil nach oben, weil die Energiespeicher in den Fettzellen nicht mehr ausreichend abgebaut werden können.

Mögliche Folgeerkrankungen: Adipositas und metabolisches Syndrom, Typ-2-Diabetes.

Die Blutgefäße: Arteriosklerotische Prozesse durch überschüssiges oxidiertes LDL-Cholesterin etwa an den Herzkranzgefäßen oder den Halsschlagadern sind besonders gefährlich; faktisch kann jedoch jedes große und kleine Gefäß im Körper betroffen sein.

Mögliche Folgeerkrankungen: unter anderem koronare Herzkrankheit, Herzinfarkt, Schlaganfall, periphere arterielle Verschlusskrankheit (»Schaufensterkrankheit«).

Blutgerinnung: Verschiedene, vom Bauchfettgewebe bereitgestellte Entzündungsstoffe hemmen die Fähigkeit des Körpers, entstandene Blutgerinnsel wieder aufzulösen.

Mögliche Folgeerkrankungen: Thrombose- und Embolierisiko.

Blutdruck: Übergewicht steigert das Risiko für Bluthochdruck. Ein dauerhaft zu hoher Druck in den Arterien wiederum belastet das Herz, verengt die Gefäße, beschleunigt eine Arteriosklerose und verschlechtert so die Durchblutung von Geweben und Organen, allen voran die des Herzens.

Fettstoffwechsel: Typischerweise sind mindestens die Triglyzeridwerte zu hoch. Oft trifft es aber auch das Cholesterin: Die »guten« HDL-Cholesterinwerte sind erniedrigt, die »bösen« LDL-Werte sowie das Gesamtcholesterin sind erhöht.

Mögliche Folgeerkrankungen: Arteriosklerose und metabolisches Syndrom.

Leber: Viele »Apfeltypen« leiden unter einer Fettleber – ausgelöst vor allem durch die frei zirkulierenden Triglyzeride im Blut, die sich in den Leberzellen ansammeln und dort eine Entzündung hervorrufen.

Mögliche Folgeerkrankungen: Leberentzündung, Leberschwäche, Leberzirrhose sowie ein erhöhtes Risiko für Leberkrebs (Leberzellkarzinom).

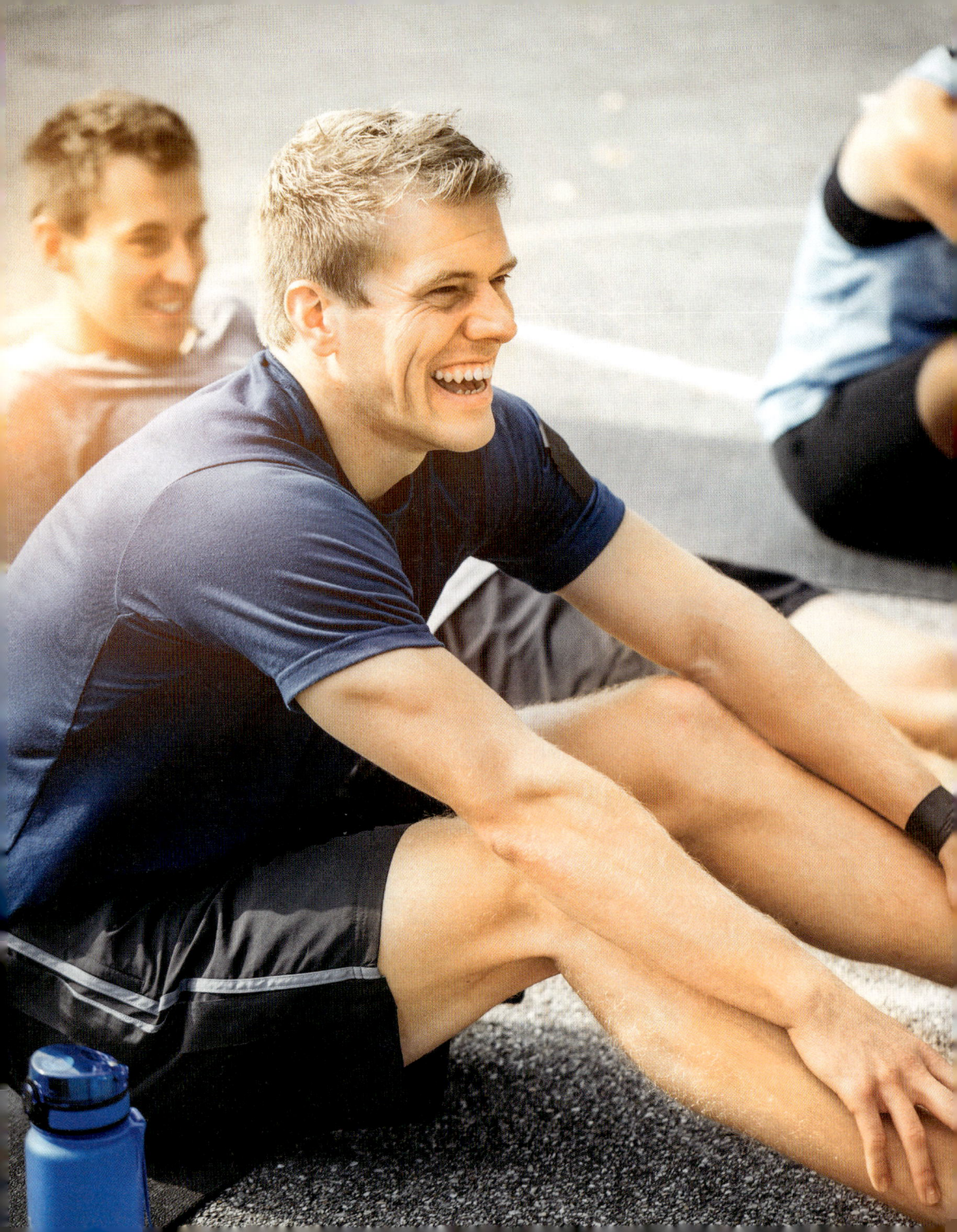

DAS BAUCH-FIT-PROGRAMM

Wer die Fettpolster im Bauchraum loswerden möchte, muss sich eine ganzheitliche Strategie aneignen, die auf zwei Säulen basiert: auf einer gesunden Ernährung und auf Bewegung – am besten in Form von Ausdauersport und Bauchmuskeltraining.

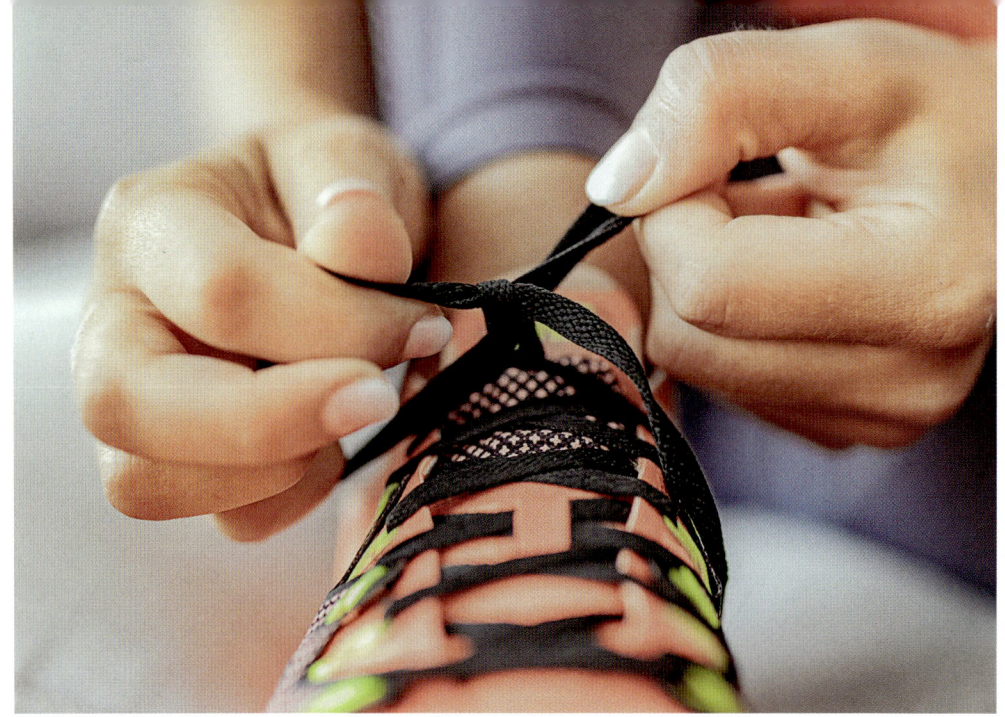

EIN BISSCHEN SPORT
MUSS SEIN ...

Weil ein Großteil der vom Bauchfettgewebe freigesetzten Adipokine Entzündungsstoffe sind, lautet das Fazit der Forscher: Ein dicker Bauch versetzt den Körper in einen Zustand chronisch schwelender Entzündung. Die gute Nachricht: Der Produktion von zu viel Hormonen, Boten- und Entzündungsstoffen lässt sich entgegenwirken, indem Sie sich »antientzündlich« ernähren und sich regelmäßig

bewegen. Auf diese Weise werden die »bösen« Fettzellen kleiner – und die schädlichen Stoffe weniger.

OHNE BEWEGUNG GEHT'S NICHT!

Jeden Tag 10 000 Schritte gehen und mindestens dreimal pro Woche 45 Minuten den

Puls auf Trab und den Körper zum Schwitzen bringen – das genügt, um den Grundumsatz zu steigern, also jene Energie, die der Körper rund um die Uhr zur Aufrechterhaltung der Lebensfunktionen benötigt.

Je höher der Grundumsatz, desto mehr Kalorien werden verbrannt. Wie hoch der Grundumsatz ist, hängt vor allem von der Muskelmasse ab. Denn Muskeln müssen rund um die Uhr mit Energie versorgt werden. Sportler haben deshalb meist einen recht hohen Grundumsatz. Aber Bewegung kann noch viel mehr: Sie stärkt Knochen und Gelenke, macht die Muskelzellen empfindlicher für Insulin, baut Stress ab, senkt erhöhte CRP-Werte und stärkt das gesamte Immunsystem.

Ein Abnehmprogramm lässt sich wesentlich leichter umsetzen, wenn Sie körperlich aktiv sind. Denn während des Sports verbraucht der Körper automatisch mehr Kalorien. Allerdings: Sport allein genügt nicht. Den größten Nutzen ziehen Sie, wenn Sie gleichzeitig Sport treiben und sich kalorienbewusst ernähren. Tatsächlich lässt sich das Bauchfett leichter durch die Kombination von Bewegung und Ernährungsumstellung abbauen als das Fett im Unterhautfettgewebe an Po, Hüften und Oberschenkeln. Schauen Sie nicht nur auf die Waage, um Ihre Abnehmerfolge zu überprüfen. Mindestens ebenso wichtig ist es, Ihren Gürtel im Blick zu haben, denn jeder Zentimeter Bauchumfang weniger lässt das Risiko für Stoffwechsel- und Herz-Kreislauf-Erkrankungen rapide sinken.

Wie viele Kalorien dürfen es sein?

Generell sollten Sie Ihrem Körper nicht mehr Kalorien pro Tag zuführen, als Sie tatsächlich benötigen; um abzunehmen, ist sogar ein kleines Kaloriendefizit ratsam. Wenn Sie wissen möchten, wie viel Energie (Kalorien) Sie pro Tag verbrauchen sollten, bietet sich die Mifflin-St. Jeor-Formel an, bei der Geschlecht, Gewicht, Größe und Alter berücksichtigt werden:

Männer: Grundumsatz = (10 x Gewicht in kg) + (6,25 x Größe in cm) – (5 x Alter in Jahren) + 5

Frauen: Grundumsatz = (10 x Gewicht in kg) + (6,25 x Größe in cm) – (5 x Alter in Jahren) – 161

Beispiel für eine Frau, die 73 Kilo wiegt, 167 Zentimeter groß und 38 Jahre alt ist: Grundumsatz = (10 x 73) + (6,25 x 167) – (5 x 38) – 161 = 730 + 1050 – 190 – 161 = 1429 Daraus ergibt sich ein Grundumsatz, der 1429 kcal pro Tag entspricht.

Mit erhöhter körperlicher Aktivität steigt auch der Grundumsatz, der Kalorienverbrauch pro Tag nimmt also zu. Ihren tatsächlichen Energiebedarf können Sie ermitteln, wenn Sie den errechneten Grundumsatz mit einem Aktivitätsfaktor multiplizieren. Der niedrigste Aktivitätsfaktor ist 1,2 (sitzende Tätigkeit), die normale Aktivität liegt bei 1,3 und der höchste Aktivitätsfaktor beträgt 1,9 (schwere körperliche Arbeit). Im oben genannten Beispiel lautet das Ergebnis bei normaler Aktivität: 1429 x 1,3 = 1858 kcal pro Tag.

Wohldosiert lautet die Devise

Vielleicht denken Sie ja jetzt, dass Sie am besten gleich so viel und so intensiv wie möglich Sport treiben müssen, um auf diese Weise in kurzer Zeit möglichst viele Kalorien zu verbrennen. Fakt ist jedoch: Um wirklich in den Genuss all der gesundheitsfördernden Effekte von regelmäßiger körperlicher Aktivität zu kommen, ist es wichtig, dass Sie für sich und Ihren Körper die richtige Bewegungsdosis wählen. Mit einem zu intensiven Training überlasten Sie nämlich nicht nur Ihren Bewegungsapparat, wodurch die Verletzungsgefahr für Muskeln, Bänder und Sehnen steigt. Sondern Sie laufen auch Gefahr, andere Funktionssysteme Ihres Organismus zu stark zu beanspruchen, allen voran das Herz-Kreislauf-System, aber auch das Immunsystem: Die Immunzellen werden in ihrer Funktion beeinträchtigt, die Antikörperbildung nimmt ab, und es werden Entzündungsstoffe ausgeschüttet.

AUSDAUERSPORT STÄRKT DAS IMMUNSYSTEM

Wer jedoch Sport in Maßen betreibt, stärkt sein Immunsystem. Der Kölner Immunologe Gerd Uhlenbruck, der die positiven Effekte von Ausdauersport auf das Immunsystem erforscht hat, meint sogar, dass durch ein moderates Ausdauertraining die gleichen, auf Heilung ausgerichteten Immunprozesse angeregt werden, die auch zu Beginn einer Infektionskrankheit anlaufen: Die Zahl der Abwehrzellen steigt, es werden vermehrt bestimmte Entzündungsbotenstoffe freigesetzt, die Leberzellen produzieren verstärkt Akute-Phase-Proteine (Eiweißstoffe). Also durchaus eine kleine Entzündungsreaktion, die, wenn sie durch Sport in Gang gesetzt wird, jedoch sehr effektiv die antientzündlichen Gegenregulationsmechanismen stärkt. Das Ergebnis: Ausdauersportler leiden nicht nur seltener an Infekten, sondern sie sind auch besser vor Wohlstandskrankheiten und Allergien geschützt.

AUSDAUERSPORT EFFEKTIVER ALS KRAFTTRAINING

Für eine Studie analysierten Forscher der Duke University in Durham (USA) bei 196 Teilnehmern acht Monate lang, ob sich Bauchfett besser mit Krafttraining oder mit Ausdauersport reduzieren lässt. Das Ergebnis: Um Bauchfett loszuwerden, ist aerobes Ausdauertraining eindeutig am effektivsten; Krafttraining allein zeigte dagegen keine deutliche Wirkung.

TRAINIEREN SIE IHRE AUSDAUER!

Der Sprinter, der eine 100-Meter-Strecke in nur wenigen Sekunden bewältigt, oder der

Marathonläufer, der ohne Pause viele Kilometer läuft, verlangen ihrem Körper eine ganz andere Art von Höchstleistung ab als der Läufer, der höchstens eine Stunde im gemütlichen Tempo läuft, ohne dass ihm die Puste ausgeht. Das nennt man Ausdauertraining – die ideale Bewegungsform, um Wohlstandskrankheiten vorzubeugen.

Ausdauer bedeutet Widerstandsfähigkeit gegen Ermüdung. Bei einer auf Ausdauer angelegten Sportart wird also die Fähigkeit trainiert, die körperliche Leistung über einen möglichst langen Zeitraum hinweg aufrechtzuerhalten. An den dafür notwendigen Anpassungsreaktionen des Körpers sind fast alle Organe und Stoffwechselsysteme beteiligt – auch wenn man den Kraftaufwand nur in bestimmten Muskelpartien spürt, zum Beispiel in den Beinmuskeln beim Laufen.

Ausdauer wird vor allem durch regelmäßige dynamische (isotone) Belastung trainiert. Hierbei besteht ein ständiger Wechsel zwischen Anspannung und Entspannung der arbeitenden Muskulatur. Typische Bewegungsformen, mit denen Sie Ihre Ausdauer trainieren, sind: zügiges Gehen (Walking), Nordic Walking, Jogging, Skilanglauf, Radfahren, Rudern und Schwimmen.

Aerob besser als anaerob

Sofern Sie es nicht übertreiben, bleiben Sie beim Ausdauertraining im aeroben Bereich. Das bedeutet: Es steht den Muskeln für ihre Arbeit genug Sauerstoff zur Verfügung.

Kommen Sie beim Trainieren jedoch in den sogenannten anaeroben Bereich, müssen die kleinen Kraftwerke in den Muskeln, die Mitochondrien, die Energie ohne ausreichenden Sauerstoff produzieren.

Dabei fällt ein Abfallprodukt an, das den Körper sofort in die Erschöpfung treibt: Das Laktat (Salz der Milchsäure) macht die Muskeln so sauer und müde, dass die Belastung schließlich abgebrochen werden muss. Das passiert vor allem Untrainierten am Anfang ihres Trainings häufig.

Um im aeroben Bereich zu bleiben, ist es wichtig, während des Trainings die individuelle Belastungsgrenze nicht zu überschreiten und zwischen den einzelnen Trainingseinheiten genug Pausen einzuplanen.

Auf den Pulswert kommt es an

Wichtigster Indikator für den Grad der Anstrengung ist der Trainingspuls. Als einfache Faustregel gilt: Er sollte einen Wert von

EFFEKTIV ABNEHMEN DURCH AEROBES TRAINING

Nur das aerobe Training lässt die Pfunde purzeln, da sich die Muskeln die notwendige Energie aus den Fettvorräten holen. Beim anaeroben Training verbrennen die Muskeln dagegen in erster Linie Zucker – das nützt nichts im Kampf gegen das Bauchfett.

180 minus Lebensalter nicht überschreiten. Ein 50-Jähriger tut also gut daran, seinen Puls beim Sport nicht über 130 Schläge pro Minute zu treiben. Die errechnete Pulszahl stellt den Wert der empfehlenswerten Dauerbelastung während der sportlichen Betätigung dar, kann aber ruhig kurzzeitig überschritten werden, etwa wenn beim Laufen oder Gehen ein Anstieg zu bewältigen ist.

Am besten messen Sie Ihren Puls mit einem Pulsmessgurt (Sportfachhandel). Noch besser ist es, wenn Ungeübte beim Arzt erst einmal einen Leistungs-Check machen, bevor sie loslegen. Dabei wird genau ermittelt, wie hoch ihr Maximalpuls sein darf. Meist gehört auch ein Laktattest dazu, der Auskunft über die persönliche Belastungsgrenze gibt, sowie ein Ruhe- und Belastungs-EKG, um die Herzfunktion zu überprüfen.

Dreimal pro Woche genügt

Den größten gesundheitlichen Nutzen haben Sie, wenn Sie jeweils 45 Minuten lang drei Trainingseinheiten pro Woche absolvieren – und zwar so regelmäßig wie möglich und am besten für den Rest Ihres Lebens. Natürlich spricht überhaupt nichts dagegen, wenn Sie vier- bis fünfmal pro Woche trainieren – aber nur, wenn Ihr Körper bereits an die Ausdauersportart gewöhnt ist. Wenn es Ihnen aus Zeitgründen schwerfällt, kontinuierlich Woche für Woche am Ball zu bleiben ohne längere Trainingspausen einzulegen, dann reduzieren Sie besser einfach die Zeit pro Einheit auf 30 Mi-

nuten, anstatt nur einmal pro Woche zwei Stunden am Stück zu trainieren oder das Traing ganz ausfallen zu lassen.

Ganz wichtig: Pausen machen den Erfolg. Nach dem Sport sollten Sie Ihrem Körper mindestens 36 Stunden Pause bis zur nächsten Trainingseinheit gönnen. Den täglichen Spaziergang oder die Einkaufstour mit dem Rad brauchen Sie nicht mit zu berücksichtigen – das geht immer.

Drei Schritte zur Fitness

Egal, welche Sportart Sie ausüben – jedes Bewegungstraining sollte aus drei Phasen bestehen: einem mindestens fünfminütigen Warm-up, dem eigentlichen Training und einer etwa zehnminütigen Erholungsphase, die Herz und Kreislauf schonend von der vorausgegangenen Belastung entwöhnt. Während des Trainings ist es wichtig, sofort einen Gang zurückzuschalten, wenn Sie merken, dass Sie an Ihre Leistungsgrenze stoßen. Eine Übung wegen Erschöpfung abbrechen zu müssen oder nach dem Sport so müde zu sein, dass man sich unwohl fühlt, bringt keinerlei gesundheitlichen Nutzen.

KRANK? – PAUSE MACHEN!
Wenn Sie krank sind, ist Sport tabu. Auch wenn Sie nur einen Schnupfen haben, sollten Sie das Training aussetzen und dem Körper die notwendige Pause gönnen.

GUTE GRÜNDE FÜR AUSDAUERSPORT

*Wenn Sie Ihre überschüssigen Pfunde loswerden möchten, gibt es keine
bessere Methode als regelmäßige körperliche Aktivität.*

REGELMÄSSIGER AUSDAUERSPORT …

… regt den Stoffwechsel an, steigert den Kalorienverbrauch und bringt so Fettpolster zum Schmelzen. Und weil Sie auf diese Weise auch Ihre Muskeln (wieder) empfindlicher für Insulin machen, beugen Sie auch einem Typ-2-Diabetes vor.

… sorgt dafür, dass das Herz wirtschaftlicher arbeitet: Durch regelmäßiges Ausdauertraining schlägt es unter Belastung und in Ruhe langsamer. Zugleich nimmt das Herzvolumen zu, die Durchblutung wird gesteigert. Das Herz wird kräftiger, belastbarer und leistungsfähiger.

… verbessert die Energiegewinnung im Muskel: Durch das Training vergrößern sich die beanspruchten Muskeln, sodass diese mehr Arbeit leisten können.

… sorgt dafür, dass die Blutgefäße weit gestellt werden, um die Muskeln mit dem notwendigen Sauerstoff zu versorgen. Dadurch verringert sich der Strömungswiderstand des Bluts – der Blutdruck sinkt.

… erhöht das Blutvolumen und verbessert außerdem die Fließeigenschaften des Bluts. Die Zahl der roten Blutkörperchen steigt, wodurch die Versorgung des Körpers mit Sauerstoff optimiert wird.

… reduziert die Gerinnungsneigung des Bluts. Dadurch verringert sich die Verklumpungsneigung der Blutplättchen und somit die Gefahr der Bildung von Blutgerinnseln.

… wirkt sich positiv auf Fettstoffwechselstörungen aus. Der Anteil des HDL-Cholesterins wird gesteigert, wogegen sich der LDL-Cholesterin-Spiegel verringert; auch erhöhte Triglyzeridwerte sinken.

… senkt einen erhöhten CRP-Wert im Blut und stärkt sehr effektiv das Immunsystem.

… verbessert die Atemleistung (vor allem die Lungenvitalkapazität sowie das Atemminutenvolumen).

… fördert den Knochenaufbau (Osteoporoseprophylaxe). Die Gefäße werden elastisch und die Gelenke beweglich gehalten.

… wirkt antidepressiv. Während des Trainings werden Glücksbotenstoffe wie Serotonin und (wenn man ausreichend lange trainiert) Glückshormone wie Endorphine freigesetzt, die stimmungsaufhellend wirken. Zudem beschert Sport nicht nur Erfolgserlebnisse, sondern sorgt auch für ein besseres Körpergefühl.

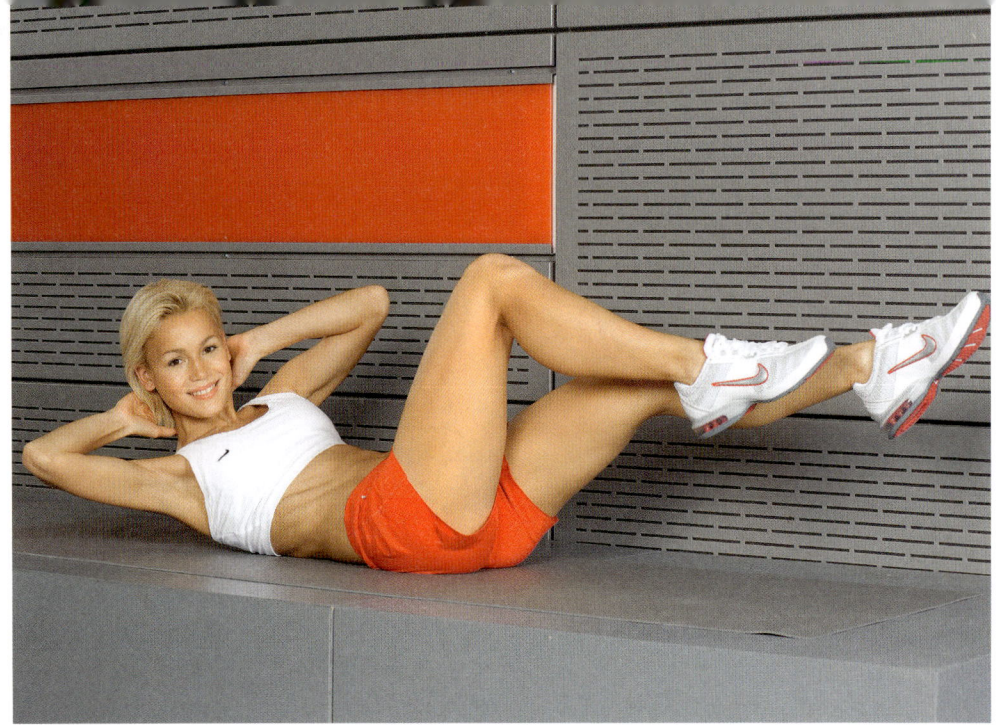

KLEINES TRAINING FÜR STARKE BAUCHMUSKELN

Auch wenn sich Körperfett nicht punktuell wegtrainieren lässt: Gezielte Übungen zur Stärkung der Bauchmuskeln sind in Kombination mit einer kalorienbewussten Ernährung eine gute Ergänzung zum regelmäßigen Schwimmen oder Laufen, um den Abbau von Fettpolstern im Bauchbereich zu unterstützen. Zudem stützt eine gut trainierte Bauchmuskulatur Bauch und Rücken und trägt zu einer verbesserten Körperhaltung bei. Und: Bauchspannung wird aufgebaut, der Bauch strafft sich und wird deutlich flacher.

Die folgenden Übungen, die Sie ganz einfach zu Hause durchführen können, trainieren alle Bauchmuskeln – die gerade, schräge und die quer verlaufende Bauchmuskulatur. Sie brauchen dazu lediglich eine Gymnastikmatte oder ein Handtuch als Unterlage.

RAN AN DEN SPECK!

Nicht nur die Fettpolster, sondern auch der Zustand unserer Bauchmuskeln bestimmen unsere Bauchform. Ist die Bauchmuskulatur untrainiert und schlaff, hat dies zur Folge, dass sich der Bauch nach außen wölbt. Das ist nicht nur optisch unschön, sondern ist auch ein Zeichen dafür, dass die inneren Organe nicht mehr optimal an ihrem Platz gehalten werden. Und: Als wichtigste Stützmuskeln des Körpers, die zusammen mit der unteren Rückenmuskulatur das Gewicht des Oberkörpers bei nahezu jeder Bewegung auffangen müssen, sind die Bauchmuskeln darauf angewiesen, ausreichend kräftig zu sein, so etwa bei der Beugung nach vorn (vor allem der gerade Bauchmuskel), und bei Drehungen oder der Neigung zur Seite (insbesondere die schrägen Bauchmuskeln). Sind sie es nicht, leidet die gesamte Körperhaltung darunter: Der Oberkörper verliert seine Spannkraft, das Becken neigt sich nach vorn, die Lendenwirbelsäule krümmt sich übermäßig nach innen – was schließlich zur Entstehung eines Hohlkreuzes führen kann. Starke Bauchmuskeln sind also nicht nur die Voraussetzung für einen flachen Bauch, sondern sie bringen auch die Wirbelsäule ins Lot und sorgen für eine gute Körperhaltung.

Die Bauchmuskeln bestehen aus vier Gruppen, die sich gegenseitig unterstützen: der gerade Bauchmuskel, die beiden schrägen inneren und äußeren Bauchmuskeln sowie der quer verlaufende Bauchmuskel.

EIN PAAR WICHTIGE REGELN

- Vor Übungsbeginn sollten Ihre Bauchmuskeln erst einmal »warm« werden, etwa durch ein paar Minuten leichtes Seilspringen oder Jumping Jacks.
- Führen Sie die Übungen so langsam und konzentriert wie möglich durch.
- Achten Sie auf Ihre Atmung! Halten Sie bei den Übungen niemals die Luft an, sondern atmen Sie ohne zu pressen und so natürlich wie möglich stets bei der Muskelanspannung aus und bei der Muskelentspannung ein.
- Als Einsteiger beginnen Sie mit der niedrigsten bei den Übungen angegebenen Wiederholungszahl und steigern die Belastung ganz allmählich so, dass Sie sich beim Üben immer wohl fühlen. Hat sich der Körper an die Belastung gewöhnt, können Sie das nächste Level angehen oder zunächst die jeweilige Übung häufiger wiederholen.
- Führen Sie die Übungen mindestens zwei- bis dreimal pro Woche durch.
- Beenden Sie Ihr Programm mit fünf- bis zehnminütigen Dehnübungen.
- Liegt eine Bandscheiben- oder Bauchoperation hinter Ihnen oder leiden Sie unter chronischen Rückenschmerzen, sollten Sie mit Ihrem Arzt besprechen, ob ein Bauchmuskeltraining sinnvoll ist.

TAILLENCRUNCH

Mit dem Taillencrunch bringen Sie nicht nur Ihre Taille in Form, sondern Sie trainieren auch alle Bauchmuskeln, die tief liegenden, die quer verlaufenden, schrägen und geraden – und sogar ein Teil des Beckenbodens wird gefordert.

LEVEL 1

- Legen Sie sich auf die rechte Seite und winkeln Sie die Beine leicht an. Strecken Sie den linken Arm entlang des Körpers in Richtung Beine. Führen Sie nun Ihre rechte Hand an den Kopf, der Ellenbogen Ihres rechten Arms zeigt nach vorn.

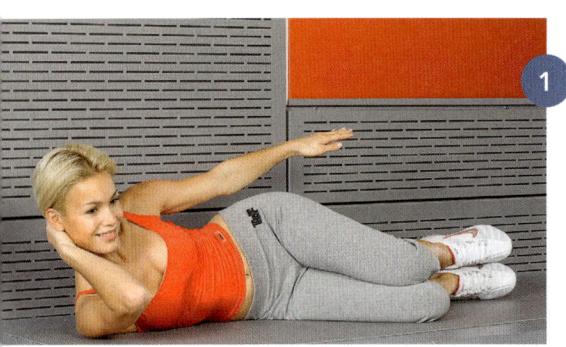

- Spannen Sie die Bauchmuskulatur an und heben Sie den Oberkörper einige Sekunden lang etwas an. Die Beine bleiben dabei auf dem Boden liegen (1). Lösen Sie die Spannung wieder, aber legen Sie den Oberkörper für den nächsten »Durchgang« nicht vollständig ab.
- Wiederholen Sie die Übung 8- bis 12-mal, dann wechseln Sie die Seite.

LEVEL 2

- Begeben Sie sich in dieselbe Position wie bei »Level 1«: Legen Sie sich auf die rechte Seite und winkeln Sie die Beine leicht an. Führen Sie Ihre rechte Hand an den Kopf, der Ellenbogen Ihres rechten Arms zeigt nach vorn. Stützen Sie jedoch nun den linken Arm vor der Brust auf, Ihr Oberkörper bleibt auf dem Boden liegen.
- Heben Sie das linke Bein an und nehmen Sie dann das rechte Bein hinzu. Heben Sie nun beide Beine etwas an und senken Sie sie wieder, allerdings ohne die Beine wieder auf dem Boden abzulegen (2).
- Wiederholen Sie die Übung 12- bis 15-mal, dann wechseln Sie die Seite.

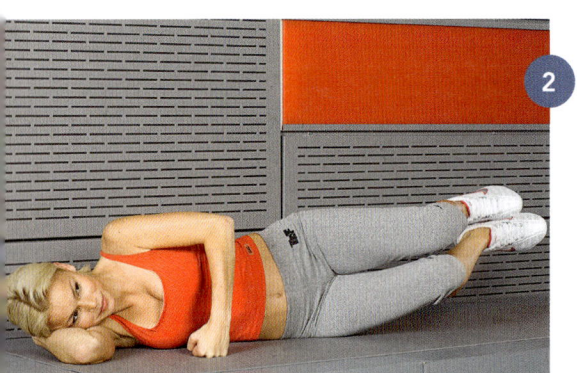

DIAGONALER CRUNCH

Mit dieser Übung trainieren Sie vor allem die seitliche und quer verlaufende Bauchmuskulatur. Doch auch die gerade Bauchmuskulatur profitiert.

LEVEL 1

- Legen Sie sich auf den Rücken und stellen Sie die Füße flach auf den Boden.
- Führen Sie die Hände zum Kopf, lassen Sie die Ellenbogen seitwärts sinken. Spannen Sie Ihre Bauch- und Beckenbodenmuskeln an und heben Sie die Beine an. Die Unterschenkel sind parallel zum Boden, die Knie senkrecht über der Hüfte.
- Strecken Sie den rechten Arm nach rechts aus. Heben Sie Kopf und Oberkörper an. Führen Sie die linke Schulter in Richtung rechtes Knie, der linke Ellenbogen neigt sich nach links (1). Lösen Sie nun die Spannung, der Oberkörper bleibt angehoben.
- Wiederholen Sie die Übung 15- bis 20-mal, dann wechseln Sie die Seite.

LEVEL 2

- Ausgangsposition wie bei »Level 1«.
- Strecken Sie den rechten Arm nach rechts aus. Heben Sie den Oberkörper leicht an und führen Sie die linke Schulter zum rechten Knie. Strecken Sie dabei gleichzeitig das linke Bein diagonal nach vorne-oben.
- Führen Sie nun die Schulter wieder in Richtung Boden zurück, winkeln Sie das linke

Bein an, aber legen Sie den Oberkörper dabei nicht mehr vollständig ab (2).
- Ist Ihnen die Übung zu anstrengend, stellen Sie Ihr linkes Bein angewinkelt auf dem Boden ab.
- Wiederholen Sie die Übung 30- bis 40-mal, dann wechseln Sie die Seite.

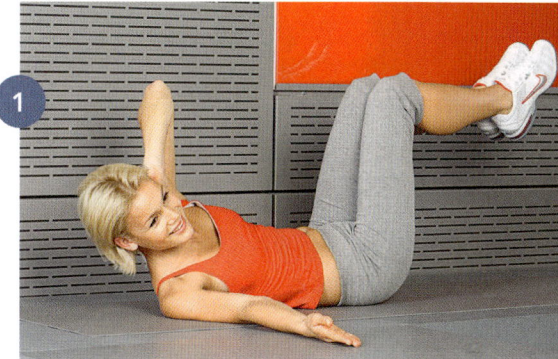

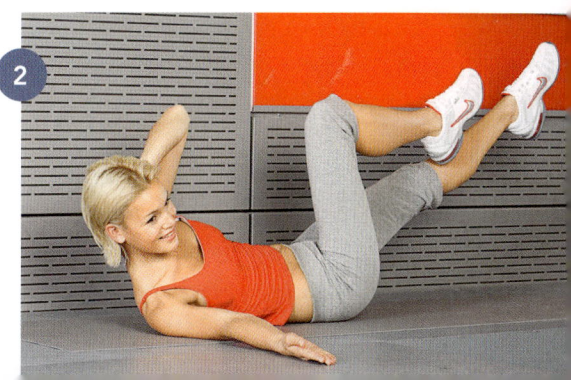

LEG CRUNCHES

Mit den Leg Crunches kräftigen Sie vor allem Ihre gerade und quer verlaufende Bauchmuskulatur. Aber auch die Gesäß- und Beinmuskulatur wird gefordert. Wichtig ist, dass Ihre Beine so gestreckt wie möglich bleiben.

LEVEL 1

- Begeben Sie sich in Rückenlage und stellen Sie die Füße flach auf den Boden. Spannen Sie Ihre Bauch- und Beckenmuskulatur leicht an.
- Richten Sie den Blick zur Decke, strecken Sie die Arme über dem Kopf gerade auf dem Boden aus und verschränken Sie die Hände so, dass Sie den Kopf auf den Oberarmen ablegen können.
- Heben Sie die Beine angewinkelt an, bis die Knie senkrecht über den Hüftgelenken stehen; die Unterschenkel befinden sich parallel zum Boden (1). Halten Sie die Position, bis Sie Ihre Belastungsgrenze erreicht

haben; stellen Sie die Füße dann langsam wieder auf dem Boden ab.
- 15- bis 20-mal wiederholen.

LEVEL 2

- Nehmen Sie die Ausgangsposition ein, wie in »Level 1« beschrieben: Rückenlage, die Füße stehen flach auf dem Boden. Bauch- und Beckenbodenmuskeln sind leicht angespannt. Legen Sie dabei den Kopf locker auf die Oberarme; das Kinn ist leicht in Richtung Brust geneigt (sodass etwa eine Faust dazwischenpasst).
- Erhöhen Sie nun die Beckenboden- und Bauchspannung, bis sich der Kopf und

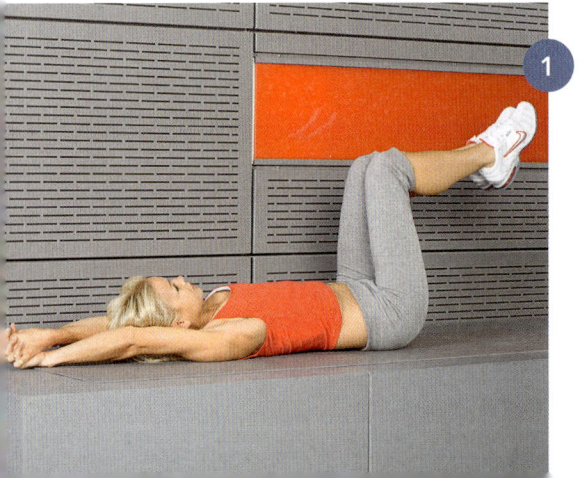
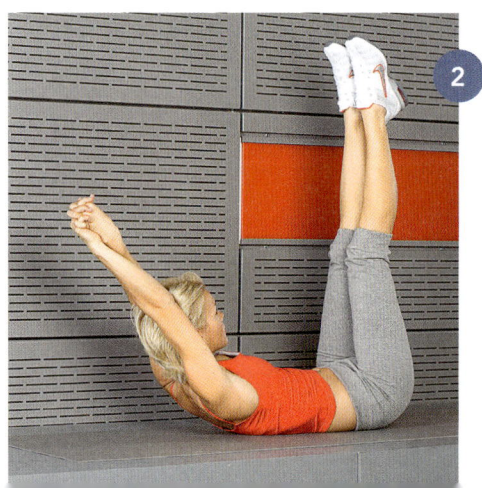

Schulterbereich vom Boden lösen und der Oberkörper sich leicht abhebt.

- Halten Sie die Spannung und strecken Sie nun die Beine möglichst gerade nach oben aus; die Fußspitzen zeigen zur Decke.
- Verstärken Sie jetzt die Spannung im Bauch und heben Sie auch den Po etwas an. Versuchen Sie die Spannung einige Sekunden lang zu halten (2).
- Lösen Sie die Spannung wieder. Lassen Sie den Po langsam wieder auf den Boden sinken. Der Oberkörper bleibt für die Wiederholung der Übung angehoben.
- 8- bis 12-mal wiederholen.

LEVEL 3

- Heben Sie den Oberkörper an, wie bei »Level 2« beschrieben.
- Erhöhen Sie die Beckenboden- und Bauchspannung.
- Halten Sie die Spannung und strecken Sie die Beine möglichst gerade nach oben in Richtung Decke aus.
- Senken Sie nun das gestreckte rechte Bein langsam bis kurz über dem Boden ab (3). Dann heben Sie das Bein langsam und konzentriert wieder an.
- Wiederholen Sie die Übung 15- bis 20-mal, dann wechseln Sie die Seite.

LEVEL 4

- Heben Sie den Oberkörper an, wie bei »Level 2« beschrieben.

- Strecken Sie beide Beine möglichst gerade nach oben aus. Achten Sie darauf, dass der Winkel zwischen den Beinen und dem Oberkörper mindestens 90 Grad oder aber etwas mehr beträgt (4).
- Senken Sie nun beide Beine so langsam wie möglich, bis sie sich knapp über dem Boden befinden. Heben Sie dann die Beine wieder etwas schneller, aber ohne Schwung an. Versuchen Sie, während des Hebens und Senkens der Beine die Grundspannung zu halten.
- 8- bis 12-mal wiederholen.

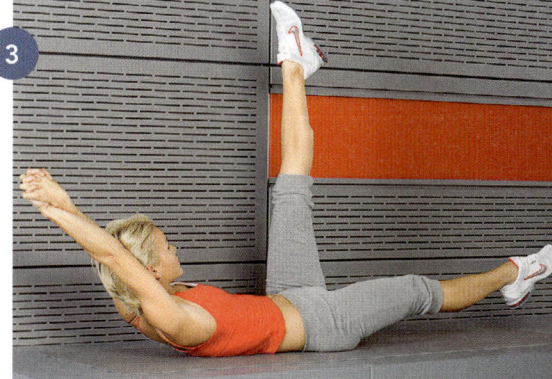

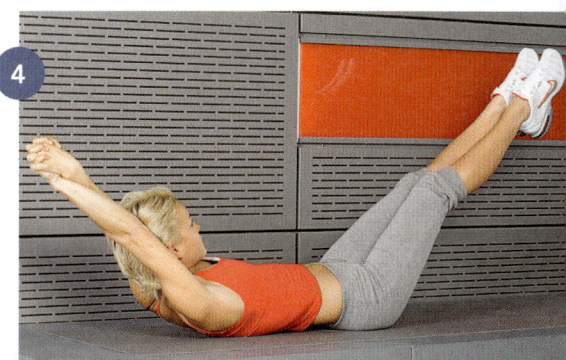

WIPPE

Diese Übung zielt darauf ab, insbesondere die quer verlaufende und die gerade Bauchmuskulatur zu kräftigen. Besonders effektiv ist die »Wippe«, wenn es Ihnen gelingt, Ihre Beine während der Übung möglichst gerade auszustrecken.

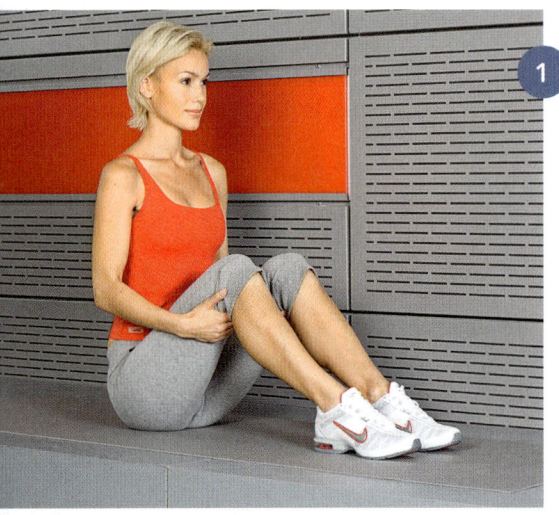

Wiederholen Sie bei dieser Übung ein einzelnes Level 8- bis 12-mal oder alle Level hintereinander 2- bis 5-mal.

GRUNDPOSITION

- Setzen Sie sich hin und stellen Sie die Füße flach vor sich auf den Boden. Versuchen Sie dabei, den Oberkörper so gerade wie möglich zu halten: Die Wirbelsäule sollte aufgerichtet sein, ohne dass Sie dabei ein Hohlkreuz machen. Achten Sie auch darauf, dass Sie nicht die Schultern hochziehen und sich im Schulter-Nacken-Bereich nicht verspannen.
- Aktivieren Sie nun Ihre Bauch-, Rücken- und Beckenbodenmuskeln. Beugen Sie Ihre Arme etwas und legen Sie die Hände entspannt in die Kniekehlen (1).

LEVEL 1

- Halten Sie den Rücken möglichst gerade, wobei der Kopf so aufgerichtet sein sollte, dass er sich in einer natürlichen Verlängerung der Halswirbelsäule befindet.
- Verlagern Sie Ihr Gewicht vorsichtig nach hinten.

• Lassen Sie die Hände weiterhin locker in den Kniekehlen liegen. Verlagern Sie Ihr Gewicht nun noch etwas weiter nach hinten, sodass sich die Füße ein Stück vom Boden abheben (2).

LEVEL 2

• Beginnen Sie die Übung in der Position, wie bei »Level 1« beschrieben: Halten Sie den Rücken möglichst gerade, der Kopf bildet die natürliche Verlängerung der Halswirbelsäule. Ihr Gewicht ist nach hinten verlagert.
• Strecken Sie nun die Beine aus, der Rücken bleibt weiterhin gerade. Strecken Sie die Fußspitzen aus und halten Sie die Position, bis Sie an Ihre Belastungsgrenze kommen (3).

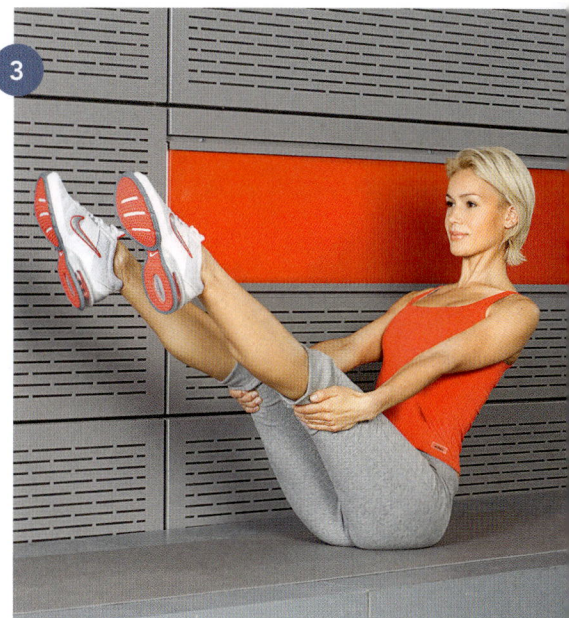

LEVEL 3

Diese Übungsvariante bietet sich an, wenn Sie die vorangegangenen Level der »Wippe« mühelos beherrschen, sodass Sie nun auf den (stützenden) Griff der Hände in die Kniekehlen während der Streckung der Beine verzichten können.

• Beginnen Sie die Übung in der Position wie bei »Level 2« beschrieben.
• Die Arme sollten parallel zum Boden neben den Beinen ausgestreckt sein (4).
• Halten Sie die Position 10 bis 20 Sekunden, dann kehren Sie langsam wieder in eine entspannte Sitzposition (siehe (1) Grundposition) zurück.

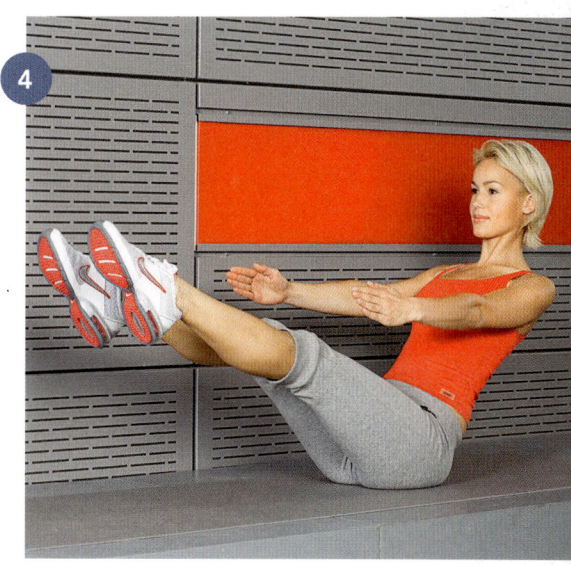

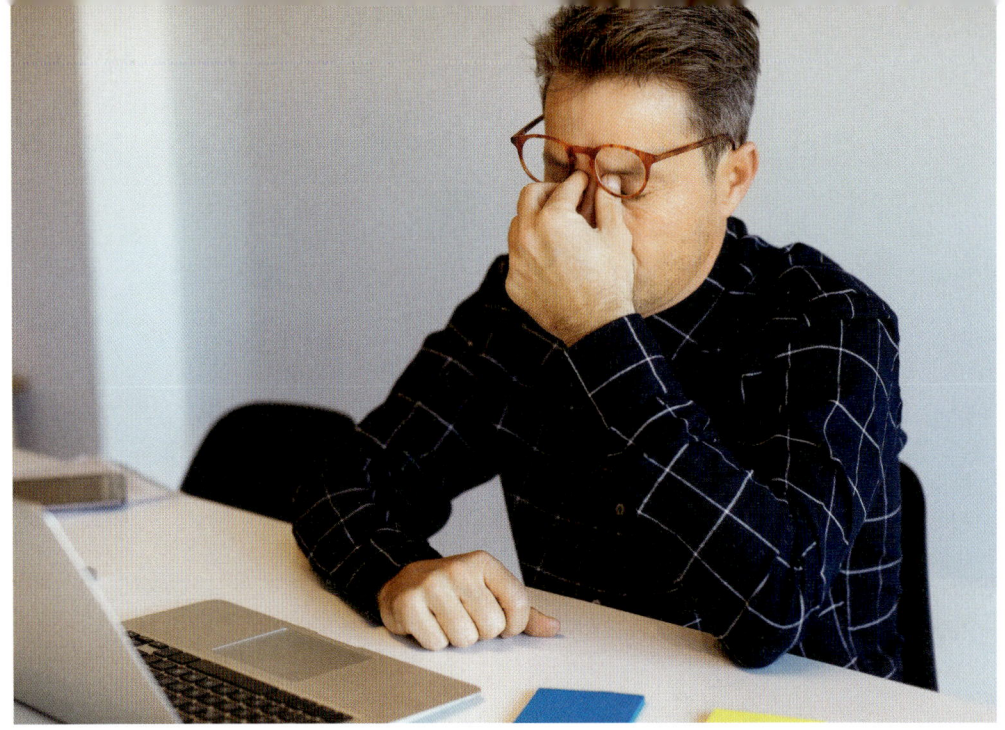

SCHLUSS MIT STRESS

Außergewöhnliche Belastungen waren schon vor Urzeiten Teil des menschlichen Lebens. Da galt es allerdings noch, wilde Tiere zu jagen, unwegsames Gelände zu erkunden oder sich vor Naturgewalten zu schützen. In diesen Gefahrensituationen mit allen Sinnen auf der Hut zu sein, um blitzschnell entscheiden zu können, ob Flucht oder Verteidigung die angemessene Reaktion ist, entschied im Ex-

tremfall über Leben und Tod. Die Voraussetzungen für die erhöhte Leistungsbereitschaft »auf Knopfdruck« schafft das Gehirn: Innerhalb von Millisekunden setzt es bestimmte Botenstoffe des Nervensystems (Neurotransmitter) frei. Diese wiederum stoßen weitere wichtige Prozesse im Körper an, an denen auch die hormonproduzierenden Drüsen beteiligt sind. So setzen zum Beispiel die Nebennieren verstärkt die Stresshormone Adrenalin und Noradrenalin frei, die dann umgehend in die Blutbahn ausgeschüttet werden. Beide Hormone sorgen dafür, dass sich Herzschlag, Puls und Atemfrequenz beschleunigen, der Blutzucker ansteigt und Muskeln stärker durchblutet werden. Auch das ebenfalls von den Nebennieren bereitgestellte Stresshormon Cortisol trägt dazu bei, den Körper auf Aktion einzustellen. Gleichzeitig werden größere Mengen von Nährstoffen aus den Depots mobilisiert, um die notwendigen Energiereserven bereitzustellen. Im Gegenzug werden alle Vorgänge im Körper, die im Augenblick nicht überlebenswichtig sind, auf Sparflamme geschaltet: Die Körpertemperatur sinkt, die Verdauung läuft langsamer ab, die Blutgefäße verengen sich, die Insulinwirkung ist reduziert. »Triebe« wie Hunger oder sexuelle Lust werden gehemmt. Der Mensch der Urzeit war bereit, sich dem Gegner im Kampf zu stellen oder vor ihm zu fliehen. Sobald die Bedrohung vorbei war, wurden die Stresshormone wieder abgebaut, und alle Körperfunktionen kehrten zu ihrer normalen Tätigkeit zurück – auf Anspannung folgte Entspannung.

Wie vor vielen 1000 Jahren stellt sich unser Körper auch heute noch in Stresssituationen auf Flucht oder Kampf ein.

ENERGIESTAU DURCH KÖRPERLICHE STRESSREAKTION

Heute ist es eigentlich nur noch selten nötig (und sinnvoll), eine Stresssituation mittels körperlicher Aktivität zu bewältigen. Trotzdem reagiert unser Körper immer noch so wie vor vielen tausend Jahren. Und so lösen zum Beispiel ein Stau auf der Autobahn oder Termindruck im Job genau die gleichen Reaktionen aus wie bei unseren Vorfahren der Anblick eines wilden Bären.

Unser Organismus stellt sich also immer wieder auf Flucht oder Kampf ein, kann aber die dafür bereitgestellten Energiereserven nicht adäquat verwerten. Der »Energiestau« verschärft sich, wenn weitere Stressauslöser hinzukommen und die notwendige Phase der Entspannung ausbleibt. Viele von uns hetzen ohne größere Pausen durch den Tag, weil zu viele Aufgaben auf einmal bewältigt werden müssen. Aber auch Konkurrenzdruck oder permanent hohe Anforderungen am Arbeitsplatz stressen – genauso wie Konflikte in Partnerschaft oder Familie.

Verlust an Lebensqualität

Stresserzeugend ist auch das typische Streben unserer leistungsbetonten Gesellschaft, immer perfekt, immer fehlerlos, immer herausragend zu sein. Auf Dauer ist diese permanent vorhandene überschüssige Energie natürlich ziemlich schädlich für den Körper. Irgendwann schwächelt nicht nur das Immunsystem, sondern auch Organe wie Magen und Darm, Herz oder Kreislaufsystem beginnen zu »streiken«. Zudem beeinträchtigt Daueranspannung unsere Handlungsfähigkeit und unsere Gefühlswelt. Kreativität und Produktivität lassen nach, die Neigung zu Fehlverhalten nimmt zu.

Gestresste sind oft nervös, gereizt und übellaunig. Sie stumpfen ab, fangen an zu resignieren. Und erkranken dann an einem Burnout-Syndrom, an einer Depression oder entwickeln sogar Angststörungen.

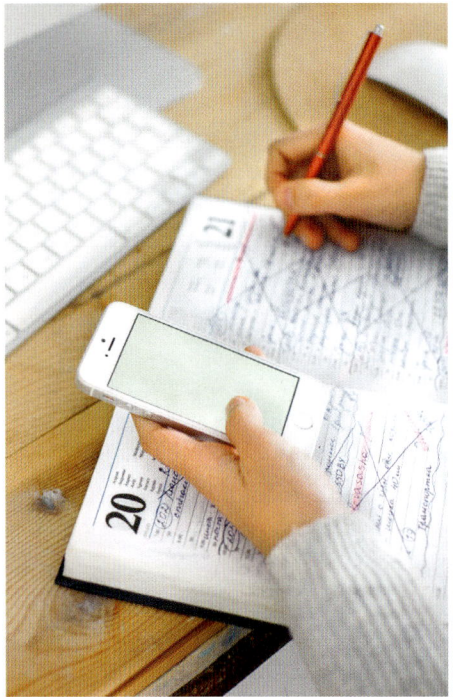

Permanenter Leistungsdruck und Daueranspannung beeinträchtigen Körper und Geist.

Dickmacher Stress

Vielleicht gehören Sie ja zu den Menschen, die gerade in stressigen Zeiten dazu neigen, in der Extraportion Eis oder dem zusätzlichen Riegel Schokolade Aufmunterung und Trost zu suchen. Tatsächlich ist ein gesteigertes Hungergefühl in anhaltenden Belastungssituationen gar nicht so selten.

Doch dies hat nicht allein psychologische Gründe. Vielmehr ist unter Dauerstress auch der Energiebedarf größer, wobei vor allem das gestresste Gehirn nach viel Energie verlangt. Den Mehrbedarf zu decken gehört zu den Aufgaben des Stresshormons Cortisol, das die Energie kurzerhand aus dem Muskel- und Fettgewebe abzieht.

Doch irgendwann sind die Körperfettdepots weitgehend leer. Dann muss das Gehirn über das Essen mit Energie versorgt werden: Nun hat der Dauergestresste ständig Hunger und isst mehr als sonst. Das Gehirn verbraucht in der Regel jedoch längst nicht die gesamte Energie, die ihm über die Nahrung zugeführt wird. Die Folge: Die Energie wird in Form von Speckrollen gebunkert.

Der Effekt wird noch durch den anhaltend erhöhten Cortisolspiegel verstärkt, der die Fettzellen dazu anregt, ständig mehr Fett zu speichern als eigentlich notwendig wäre. Beim »Birnentyp« macht sich das Mehr an Fettgewebe vornehmlich an den Hüften, dem Po und den Beinen bemerkbar, während sich beim »Apfeltyp« das Fett vor allem im Bauchraum ablagert.

Schlüsselfaktor Cortisol

Sogar »Apfeltypen«, denen Daueranspannung buchstäblich den Appetit raubt und die in stressigen Zeiten eher abnehmen, können in die »Bauchfettfalle« geraten. Denn das tief gelegene Bauchfettgewebe hat deutlich mehr Cortisol-Rezeptoren als das Unterhautfettgewebe. Deshalb bilden sich hier die Fettpolster besonders leicht – und können so zum Ausgangspunkt für die Entstehung von Wohlstandskrankheiten werden. Hinzu kommt, dass möglicherweise das innere Bauchfettgewebe selbst eine anregende Wirkung auf die Cortisolproduktion hat: Wie amerikanische Wissenschaftler von der Universität in San Francisco herausfanden, schütten zumindest Frauen mit einem runden Bauch deutlich mehr Cortisol aus als diejenigen mit einer schlanken Taille. Ein Teufelskreis, gegen den es letztlich nur eine Lösung gibt: sich gezielt effektive Anti-Stress-Maßnahmen anzueignen.

Entspannen können – das A und O der Stressbewältigung

Ganz ohne Stress wird vermutlich keiner durchs Leben gehen. Immer wieder wird es belastende Situationen geben, denen Sie sich stellen müssen und die Sie nicht verhindern können. Gleichwohl hat es jeder zu einem großen Teil selbst in der Hand, stressige Ereignisse und Situationen zu entschärfen. Sich im positiven Denken zu üben (»Ich schaffe das, wie ich schon vieles andere in meinem

STRESSAUSLÖSER ERKENNEN UND ENTSCHÄRFEN

Sich seiner persönlichen Stressauslöser bewusst zu werden und sich zu überlegen, wie diese künftig vermieden oder zumindest entschärft werden können, ist die wichtigste Voraussetzung, um der Stressfalle zu entkommen. Folgende Schritte können Ihnen dabei helfen:

- Analysieren Sie Ihre stressbelastenden Faktoren und schreiben Sie diese auf.
- Notieren Sie alle infrage kommenden Anti-Stress-Maßnahmen, mit denen Sie die belastenden Faktoren so verändern können, dass keine (größere) Belastung mehr mit ihnen verbunden ist, und entscheiden Sie sich dann für einen konkreten Handlungsplan.
- Wenn Sie zum Beispiel Zeitdruck an Ihrem Arbeitsplatz als Hauptgrund für Ihre Anspannung identifiziert haben, könnten konkrete Zeitmanagement-Strategien für Sie die Lösung sein. Handelt es sich eher um einen Konflikt mit einer Ihnen nahestehenden Person, bietet es sich an, einen konkreten Termin für die längst überfällige Aussprache zu setzen.
- Prüfen Sie nach einiger Zeit, ob sich Ihr Anti-Stress-Konzept in der Praxis bewährt hat. Wenn Sie mit dem Ergebnis nicht zufrieden sind, überlegen Sie, welche anderen Maßnahmen gegebenenfalls besser geeignet sind.

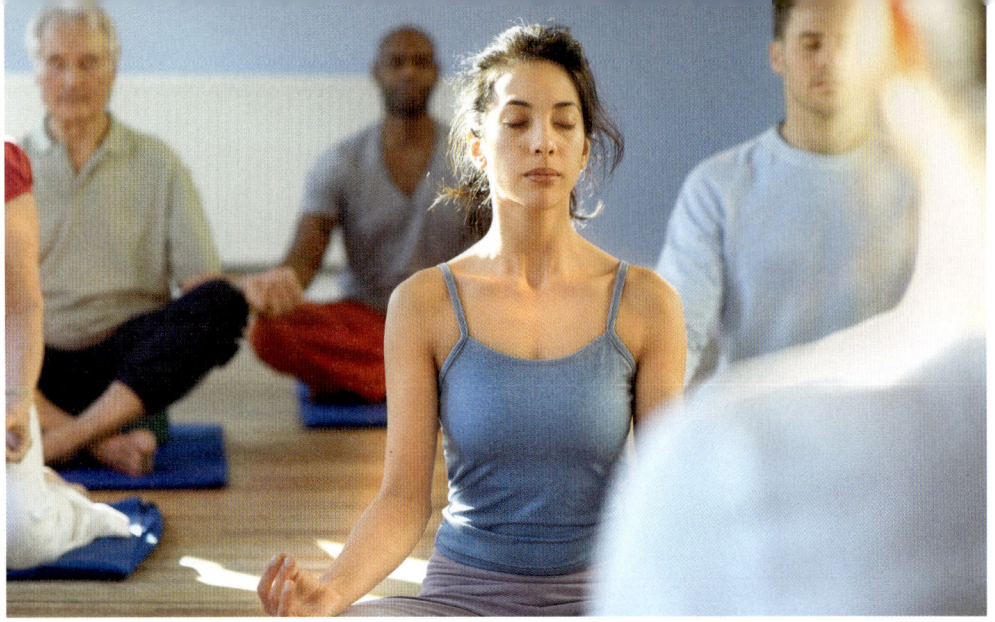

Zum Erlernen einer klassischen Entspannungsmethode wie Autogenes Training, Yoga oder Progressive Muskelentspannung bietet sich ein Kurs an der Volkshochschule an.

Leben geschafft habe«), »Ich muss«-Sätze zu vermeiden, dem Genießen wieder mehr Raum zu geben, zu versuchen, mit einem guten Zeitmanagement den Stressfaktor Zeitdruck zu entschärfen, oder auch bestimmte Glaubenssätze zu hinterfragen, die vielleicht unbewusst dem Anspruch zugrunde liegen, immer alles zu 100 Prozent erledigen zu wollen: All das gehört ebenso dazu, wie für regelmäßige Auszeiten zu sorgen. Denn nur im Wechsel von Anspannung und Entspannung können Körper und Psyche optimal regenerieren. Eine gute Möglichkeit, die angesammelte Energie abzubauen, ist Sport zu treiben. Aber auch eine bewusst herbeigeführte Entspannung mithilfe einer Entspannungstechnik kann wertvolle Dienste leisten.

ENTSPANNUNGSÜBUNGEN

Wer sich davor schützen will, dass Stress und Unruhe sein Leben und damit auch seine Gesundheit bestimmen, dem sei empfohlen, eine spezielle Entspannungstechnik zu erlernen. Denn wenn Sie sich mehrmals in der Woche (oder sogar täglich) ein paar Minuten aus dem Alltag »ausklinken«, gelingt es Ihnen leichter, das Gleichgewicht von Anspannung und Entspannung wiederherzustellen beziehungsweise zu bewahren.

Klassische Entspannungsmethoden wie Autogenes Training oder die Progressive Muskelentspannung nach Jacobson nehmen Einfluss auf das vegetative Nervensystem (also denjenigen Teil des Nervensystems, den wir nicht willentlich beeinflussen können) und lassen sich praktisch in jeder Belastungssituation abrufen. Haben Sie sich die Technik erst einmal zu eigen gemacht – etwa durch einen Kurs an der Volkshochschule –, werden Sie feststellen, wie gut das sichere Gefühl tut, die Anspannung aktiv selbst auflösen zu können und damit über eine wirksame Strategie zu verfügen, mit Alltagsbelastungen besser umzugehen.

Die »ruhige« Bewegung: Yoga, Tai-Chi und Qigong

Auch Yoga, Tai-Chi und Qigong haben sich als wirksame Entspannungsmethoden bewährt; ihre stressreduzierende Wirkung ist wissenschaftlich belegt. Auch wenn sie auf unterschiedlichen Traditionen beruhen, so handelt es sich bei allen drei Übungssystemen in erster Linie um meditative Bewegungsformen, die auf eine ganzheitliche Wirkung abzielen.

Dementsprechend stehen nicht nur körperbetonte Elemente wie Dehnung, Kraft und Gleichgewicht im Vordergrund. Sondern gleichzeitig wird angestrebt, die Atmung zu verbessern und so auch für einen nachhaltigen Entspannungseffekt zu sorgen. Einsteiger sollten am besten zunächst einen Kurs bei einem qualifizierten Lehrer besuchen. Er kann die Übungen gegebenenfalls korrigieren. Denn bereits kleine Abweichungen von der korrekten Ausführung einer Übung können die Wirksamkeit einschränken und zum Beispiel eine Fehlhaltung zur Folge haben.

ATMEN SIE DEN STRESS WEG!

1. Legen Sie beide Hände oberhalb des Bauchnabels locker übereinander. Lenken Sie jetzt die Aufmerksamkeit auf Ihre Atmung: Spüren Sie, wie Sie ruhig und gleichmäßig ein- und ausatmen.
2. Beginnen Sie als Nächstes mit einem leisen »P« auszuatmen. Steigern Sie die Stärke des »P«-Lauts beim Ausatmen schrittweise mit kleinen Zwischenpausen. Spüren Sie, wie sich Ihr Zwerchfell langsam löst und wie Ihre Bauchatmung mit der Zeit immer tiefer wird.
3. Jetzt legen Sie Ihre Hände unterhalb des Bauchnabels übereinander. Konzentrieren Sie sich erneut darauf, wie Sie gleichmäßig und tief ein- und ausatmen.
4. Beginnen Sie mit einem sanften »Sch« auszuatmen. Wechseln Sie dann schrittweise mit kleinen Zwischenpausen zu einigen kurzen, kräftigeren »Sch«-Lauten.
5. Bleiben Sie noch kurz liegen und atmen Sie wie gewohnt weiter. Stehen Sie dann auf und bewegen Sie sich.

RECHTZEITIG BEENDEN

Wichtig: Falls Ihre Hände und Füße während der Atemübung zu kribbeln beginnen und / oder Ihnen schwindelig wird oder Sie sich auf eine andere Art und Weise unwohl fühlen, dann sollten Sie die Bauchatmung besser beenden.

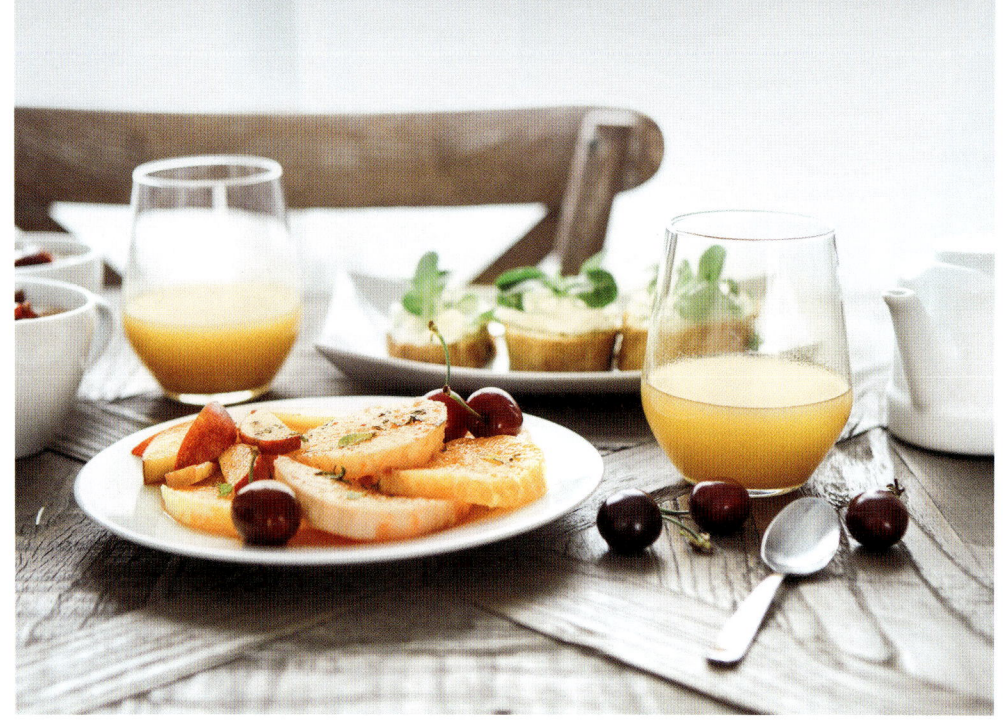

DIE BAUCH-WEG-ERNÄHRUNG

Üppig und deftig – so mögen die Deutschen ihre Mahlzeiten am liebsten, wie groß angelegte Ernährungsstudien der letzten Jahre ergeben haben. Ein gekochtes Ei und ein Brötchen mit Marmelade oder Wurst zum Frühstück, mittags eine ordentliche Portion Fleisch mit Salzkartoffeln und etwas gekochtem Gemüse als Beilage, abends zwei bis drei Butterbrote, die mit Salami, Leberwurst oder Käse belegt sind – das ist der tägliche Speiseplan vieler deutscher Familien. Die Zeiten zwischen den großen Hauptmahlzeiten werden gern mit etwas Süßem, beispielsweise mit Kaffee und Kuchen, überbrückt. Auch für den gemütlichen Teil des Abends, etwa beim Fernsehen, stehen neben Schokolade nach wie vor Chips, salzige Erdnüsse oder sonstige Knabbereien hoch im Kurs. Dazu kommen oft noch Bier, Fruchtsaft oder Limonade, was schnell die Kalorienzahl in ungesunde Höhen treibt.

MEHR SCHUTZSTOFFE AUF DEN TELLER!

Diese in vielen westlichen Industrienationen verbreitete Esskultur bringt Gesundheitsrisiken mit sich (erst recht, wenn sich Bewegungsmangel dazugesellt). Denn zu viele Kalorien, zu viele ungesunde Fette und »leere«, vom Körper nicht verwertbare Kohlenhydrate blähen die Fettzellen insbesondere im Bauchraum auf, bis sie buchstäblich zu zündeln anfangen: Sie setzen immer mehr Entzündungsstoffe frei und stellen so die Weichen für die Entwicklung eines Diabetes, einer Arteriosklerose und all der anderen Wohlstandskrankheiten – bis hin zum Herzinfarkt. Der entzündungsfördernde Effekt ist sogar messbar. So zieht zum Beispiel ein Frühstück mit Eiern und Speck umgehend eine Erhöhung des Entzündungsmarkers CRP im Blut nach sich (siehe Seite 21). Würden wir dagegen viel Obst und Salat, schonend gekochtes und noch besser rohes Gemüse essen, würden wir unserer Gesundheit einen wertvollen Dienst erweisen. Mit einem durchschnittlichen Verzehr von nur 250 Gramm Obst und Gemüse pro Tag liegen wir jedoch deutlich unter der von der Deutschen Gesellschaft für Ernährung (DGE) empfohlenen Tageszufuhr von 650 Gramm (400 Gramm Gemüse und 250 Gramm Obst). Damit bringen wir uns um die vielfältigen gesundheitsfördernden Wirkungen der Pflanzenkost.

Bereits in einem einzigen Apfel stecken unzählige kleine Gesundheitshelfer, allen voran Vitamine, Mineralstoffe und Spurenelemente, Ballaststoffe und natürlich sekundäre Pflanzenstoffe, deren vielfältige Schutzfunktionen für unseren Körper erst vor einigen Jahren erkannt wurden. Sie alle hemmen Entzündungen, stärken das Immunsystem, schützen die Zellen vor den schädlichen freien Radikalen (aggressive Sauerstoffmoleküle), töten Krankheitserreger ab, beugen Stoffwechsel- und Herz-Kreislauf-Erkrankungen und sogar Krebserkrankungen vor, regulieren die Verdauung und, und, und.

Antioxidanzien Vitamine C und E

Mit Ausnahme des Vitamin D, das der Körper unter Einfluss von UV-Strahlung selbst herstellen kann, müssen wir ihm alle Vitamine über die Ernährung zuführen. Dabei genügt es schon, dass nur ein Vitamin nicht in ausreichender Menge vorhanden ist, um den sonst reibungslosen Ablauf des gesamten Stoffwechsels zu gefährden. Studien legen nahe, dass vor allem Vitamin C und Vitamin E einen Herz- und Gefäßschutz haben. Außerdem schützen sie die Körperzellen vor freien Radikalen. Freie Radikale entstehen zum Beispiel bei der Atmung, die in den Energiekraftwerken der Zellen (Mitochondrien) abläuft. Den freien oder Sauerstoffradikalen fehlt ein Elek-

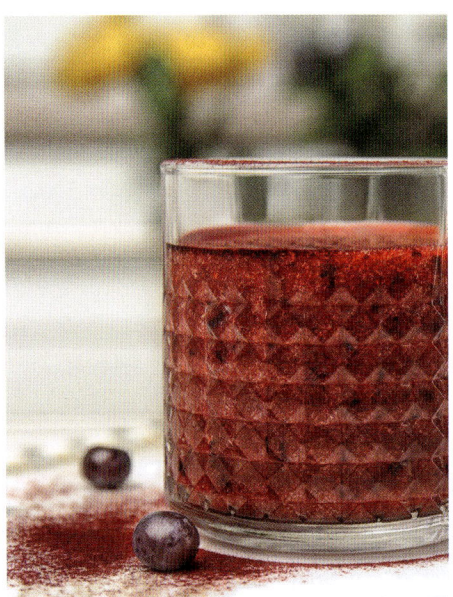

Der optimale Bauch-weg-Drink: Acai-Beeren enthalten zahlreiche Antioxidanzien.

tron. Beim Versuch, sich dieses Elektron von anderen Molekülen zu beschaffen, schädigen sie Zellen und Erbgut. Treiben besonders viele freie Radikale ihr Unwesen, kommt es zum oxidativen Stress im Gewebe. Dieser lässt uns nicht nur vorzeitig altern, sondern kann auch Krebs, Arteriosklerose und andere chronische Entzündungskrankheiten auslösen. Ist die Entzündung erst einmal in vollem Gang, entstehen noch mehr freie Radikale – ein Teufelskreis: Denn nun kurbeln die Sauerstoffradikale wiederum die Freisetzung von weiteren Entzündungsstoffen (und von Arachidonsäure **siehe Seite 63**) an.

Antioxidanzien wie Vitamin C und Vitamin E, aber auch Zink, Selen, Kupfer und Mangan sind in der Lage freie Radikale abzufangen, bevor diese Unheil anrichten. Sie können sogar bereits bestehende Entzündungsreaktionen unterbrechen.

Akute entzündliche Schübe wie zum Beispiel Gelenkschwellungen bei Rheuma- oder Arthrosepatienten nehmen ab, Schmerzen lassen nach, überfüllte Bauchfettzellen beruhigen sich und schicken weniger Entzündungsstoffe in Umlauf, wenn der Körper gezielt mit Antioxidanzien versorgt wird. Gute Vitamin-C-Lieferanten sind Schwarze Johannis- und Sanddornbeeren, Hagebutten, Kiwis, Zitrusfrüchte, Kartoffeln, Brokkoli, Paprika, glatte Petersilie und Sauerkraut. Viel Vitamin E steckt in Weizenkeimen, Pflanzenölen wie Oliven-, Distel- oder Sonnenblumenöl und etwas weniger in Traubenkernöl, Haselnüssen, Mandeln und Avocados.

ACAI-BEEREN – EXOTISCHES »SUPERFOOD«

Heidelbeeren (und auch Sauerkirschen) gelten hierzulande als die besten antioxidativen Früchte überhaupt; ihr regulierender Effekt auf zu hohe LDL-Cholesterin- und Triglyzeridwerte sowie ihre Schutzwirkung für Herz und Gefäße ist wissenschaftlich belegt. Doch die beliebten Obstsorten haben Konkurrenz bekommen – von den Acai-Beeren. Die kleinen dunkelblauen Früchte der Kohlpalme *Euterpe oleracea*, die in Südamerika wächst, zeichnen sich ebenfalls durch einen hohen Gehalt an Antioxidanzien aus und werden hier als Saft, Pulver oder in Kapselform angeboten. Zudem enthalten Acai-Beeren viele Ballaststoffe sowie Omega-3- und Omega-6-Fettsäuren und bieten sich damit als Ergänzung zur Bauchweg-Ernährung an.

Wertvolle Ballaststoffe

Es klingt paradox: Obwohl sie unverdaulich sind und der Organismus sie eigentlich nicht verwerten kann, sind Ballaststoffe nicht nur ein gutes Mittel gegen Verstopfung, da sie die Darmtätigkeit anregen, sondern sie schützen auch vor Übergewicht, Fettstoffwechselstörungen, Arteriosklerose, Darmkrebs und Entzündungen. Sogar die Insulinwirkung wird durch Ballaststoffe verbessert; ebenso senken sie einen zu hohen Blutzucker. Eine ballaststoffreiche Kost ist deshalb ein wichtiger Bestandteil der Ernährungstherapie von Typ-2-Diabetikern.

UNVERDAULICH, ABER DENNOCH UNVERZICHTBAR

Die Verdauungsenzyme in Magen und Dünndarm können mit den Ballaststoffen nichts anfangen. Das ist gut so, denn so gelangen sie unverdaut in den Dickdarm. Für die Darmwand ist der Nutzen besonders groß: Die rauen Fasern der Ballaststoffe reiben während ihres Transports an der Darmwand und fördern so den Erneuerungsprozess der Darmschleimhaut. Den natürlicherweise in der Darmflora vorkommenden Bakterien dienen Ballaststoffe als Nahrung: Sie bauen diese zu kurzkettigen Fettsäuren ab und schützen so vor Darmkrebs.

Ballaststoffe binden Cholesterin: Statt die Blutgefäße zu verkleben, wird der Fettstoff mithilfe der Ballaststoffe über den Darm kurzerhand nach draußen befördert. Und: Die Fasern regen auch die Produktion des entzündungshemmenden Eiweißes Interleukin-4 an und leisten damit einen wichtigen Beitrag zur Eindämmung von Entzündungen. Zudem sind Ballaststoffe gute Sattmacher: Wer zum Beispiel morgens sein Müsli mit Leinsamen zubereitet, wird am Vormittag bestimmt keinen Hunger haben. Denn die wasserlöslichen Ballaststoffe binden Wasser und vergrößern so im Magen ihr Volumen. Besonders viele Ballaststoffe stecken auch in Haferkleie, Obst, Salat, Gemüse und Hülsenfrüchten.

MIT VOLLKORN GEGEN BAUCHFETT

Eine Studie der Tufts University in Medford (Massachusetts / USA) hat ergeben, dass sich bei Menschen, die reichlich Vollkornprodukte essen, viel weniger Bauchfett bildet als bei Weißmehlfans. Wer regelmäßig mindestens drei Portionen Vollkornprodukte pro Tag verzehrte, hatte kaum Bauchfett angesammelt. Bei den Probanden, die sich überwiegend von Weißmehlprodukten ernährten, stellte sich die Situation jedoch anders dar: Auch wenn sie in der Summe nicht mehr Kalorien zu sich nahmen als die Vollkornliebhaber, erwies sich ihre Körperfettverteilung jedoch als deutlich bauchbetonter. Die positive Wirkung von Vollkornprodukten wird vor allem dem im Vollkorn enthaltenen hohen Anteil an Ballaststoffen zugeschrieben: Weil sie vom Darm nicht aufgespalten werden, können sie vom Körper auch nicht zur Energiegewinnung genutzt werden.

Sekundäre Pflanzenstoffe – Schutzstoffe für Pflanzen und Menschen

Pflanzen wurden von der Natur mit einem sehr effizienten Selbsthilfesystem ausgestattet: Sie bilden Verteidigungsstoffe, die sie vor Erkrankungen, intensiver UV-Strahlung oder vor Fressfeinden schützen. Heute wissen wir, dass sekundäre Pflanzenstoffe nicht nur in Pflanzen, sondern auch im menschlichen Körper eine Vielzahl von Schutzfunktionen ausüben und einen Großteil der Stoffwechselprozesse beeinflussen. So hemmen sie zum Beispiel Entzündungen – auch jene Prozesse, an denen die Entzündungsstoffe beteiligt sind, die von den Zellen des Bauchfettgewebes freigesetzt werden. Zudem stärken sie das Immunsystem, schützen die Zellen vor freien Radikalen, töten Krankheitserreger ab, beugen Krebserkrankungen vor, regulieren den Blutdruck, die Verdauung sowie den Zucker- und Cholesterinstoffwechsel.

DIE WICHTIGSTEN SEKUNDÄREN PFLANZENSTOFFE

- **Flavonoide:** Viele Flavonoide sind ausgezeichnete Antioxidanzien. Vor allem die im roten Traubensaft und Rotwein enthaltenen OPC (oligomere Procyanidine) gelten als besonders gute Radikalenfänger. Außerdem beeinflussen Flavonoide die Blutgerinnung und können die Krebsentstehung hemmen. Flavonoide stecken in Preiselbeeren, Tomaten, roten Trauben, roten Paprikaschoten, Äpfeln, Kirschen und Rotkraut, aber auch in Zwiebeln, Schnittlauch, Grünkohl, Aprikosen, grünem Tee oder Holunderblütentee, Schachtelhalm, Mariendistel, Weißdorn und Birkenblättern.
- **Protease-Inhibitoren:** Auch diese haben einen ausgeprägten antioxidativen Effekt. Zudem wirken sie entzündungshemmend und krebsvorbeugend. Reich an Protease-Inhibitoren sind Getreide, Hülsenfrüchte und Kartoffeln.
- **Carotinoide:** Sie senken erhöhte CRP-Werte und reduzieren das Riskio für diverse Erkrankugen. Carotinoide finden sich insbesondere in gelben und roten Gemüse- und Obstsorten (etwa Tomaten, Möhren, Aprikosen).
- **Glucosinolate** (in Wirsing, Brokkoli, Kresse, Senf), **Saponine** (in Sojabohnen, Erbsen, Bohnen), **Sulfide** (in Zwiebeln, Knoblauch, Lauch) und **Phytosterine** (in fettreichen Pflanzenteilen wie Nüssen) stärken das Immunsystem, senken erhöhte Cholesterinwerte und schützen vor Arteriosklerose.

SCHLÜSSELFAKTOR FETT

Fett liefert fast doppelt so viel Energie wie Kohlenhydrate und Eiweiß und ist damit der wichtigste Aktivposten für die Energiegewinnung und -speicherung in unserem Organismus. Zudem ist Fett ein ausgezeichneter Geschmacksträger, schützt vor Kälte, polstert die Organe gegenüber Stößen und Druck ab, ist Träger der fettlöslichen Vitamine A, D, E und K, liefert mehrfach ungesättigte Fettsäuren, die der Körper nicht selbst bilden kann, und ist ein wichtiger Baustoff für Nervenzellen, Gehirnzellen sowie Immunzellen. Und, nicht zu vergessen: Fett macht glücklich, weil es die Ausschüttung des Glückshormons Serotonin im Körper anregt.

Das Fett, das den Bauch dick macht

Sogar an der Appetitregulation ist Fett mit beteiligt. Denn ob sich nach dem Essen das Gefühl einstellt, auch wirklich genug gegessen zu haben, hängt vom Sättigungsgrad der Fettsäuren ab. Ungesättigte Fettsäuren (zum Beispiel aus Pflanzenölen und Fisch) greifen nicht in den natürlichen Regulationsmechanismus ein und überlassen es den Hormonen Leptin und Insulin, dem Gehirn zu melden, wann man sich satt gegessen hat. Gesättigte Fettsäuren wie Butter dagegen nehmen einen direkten Einfluss auf die appetitregulierenden Signalwege zwischen Zellen und Gehirn und hemmen so das Sättigungsgefühl. Die Folge: Man isst mehr, als der Körper eigentlich benötigt – und setzt Fettpolster an.

Es gibt aber auch noch einen anderen Grund für den direkten Zusammenhang zwischen Übergewicht und dem häufigen Verzehr von gesättigten Fettsäuren: Durch ihre chemische Zusammensetzung reagieren gesättigte Fettsäuren extrem langsam mit anderen chemischen Stoffen und sind damit für den Stoffwechsel weitgehend unbrauchbar. Und so wandert die konzentrierte Energie ungebremst in die Fettzellen von Hüften, Po, Beinen – und leider ganz besonders »effektiv« in den Bauchraum.

In Wahrheit könnten wir auf gesättigte Fettsäuren gut verzichten. Denn der Körper hat genug andere Möglichkeiten, sich die notwendige Energie zu beschaffen, etwa aus ungesättigten Fettsäuren, naturbelassenen Kohlenhydraten oder Eiweiß.

Braten, Wurst, Vollfettmilch, Sahne, Butter, Rindertalg und andere tierische Fette: All diese Nahrungsmittel enthalten besonders viele gesättigte Fettsäuren.

Stehen diese zu oft auf Ihrem wöchentlichen Speiseplan und entspricht Ihre Ernährung auch sonst nicht unbedingt den Bedürfnissen Ihres Körpers, indem Sie zu wenig Obst und Gemüse essen, aber gerne zu viel Zucker und Weißmehl konsumieren, dann drohen nicht nur überflüssige Pfunde auf der Waage, sondern auch erhöhte Cholesterinwerte im Blut. Vor allem das »böse« LDL-Cholesterin steigt überlicherweise an – womit über kurz oder lang auch die Gesundheit von Gefäßen und Herz auf dem Spiel steht.

Omega-6-Fettsäuren – weniger ist mehr

Omega-6-Fettsäuren (Linolsäure, Arachidonsäure) gehören zur Gruppe der mehrfach ungesättigten Fettsäuren und sind wie die Omega-3-Fettsäuren für den Körper unverzichtbar. Das Problem: Aus Omega-6-Fettsäuren können Botenstoffe entstehen, die Entzündungen fördern. Deshalb steht eine Überversorgung mit Omega-6-Fettsäuren im Verdacht, das Risiko für Herz-Kreislauf-Erkrankungen zu erhöhen.

Nun ist die Zufuhr von Omega-6-Fettsäuren nicht generell verkehrt. Im Gegenteil: Auch Linolsäure und ihr Abbauprodukt Arachidonsäure sind für die Aktivitäten von Zellen, Immun- oder Nervensystem unverzichtbar. Ohne sie würden beispielsweise die Infektabwehr oder die Wundheilung nur halb so gut funktionieren. Die meisten Menschen essen jedoch einfach zu viel davon. Nicht nur in Fleisch und Milchprodukten, sondern auch in Brot, Nudeln, Cornflakes und Kuchen, in Margarine, Sonnenblumen- oder Maiskeimöl – in fast allen Lebensmitteln, die wir hierzulande besonders gern verzehren, stecken Omega-6-Fettsäuren.

Lange Zeit dachten die Ernährungsexperten, das sei auch gut so, gemäß der einfachen Formel: Omega-6-Fettsäure = mehrfach ungesättigte Fettsäure = lebensnotwendig = gesund. Dabei wurde übersehen, dass diese Gleichung nur dann stimmt, wenn auch den Omega-3-Fettsäuren ein Stammplatz in der Ernährung eingeräumt wird. Davon kann jedoch bei uns keinesfalls die Rede sein: Kaum jemand verwendet regelmäßig in der Küche Leinöl, Chiaöl, Rapsöl, Walnuss- oder Hanföl, und viel zu selten stehen Fischgerichte auf dem Speiseplan.

WIE GESUND IST KOKOSÖL?

Der Anteil an gesättigten Fettsäuren liegt bei nativem Kokosöl bei 92 Prozent. Dennoch erlebt es gerade einen Boom. Das liegt an seinem hohen Gehalt an Laurinsäure, die gern als natürliches Gesundheitselixier bezeichnet wird. So soll Kokosöl etwa beim Abnehmen helfen und sogar der Alzheimer-Erkrankung vorbeugen. Die Ernährungswissenschaftler tun sich jedoch schwer, Kokosöl auf die Liste der gesundheitsfördernden Fette zu setzen; die Datenlage ist (noch) zu unklar.

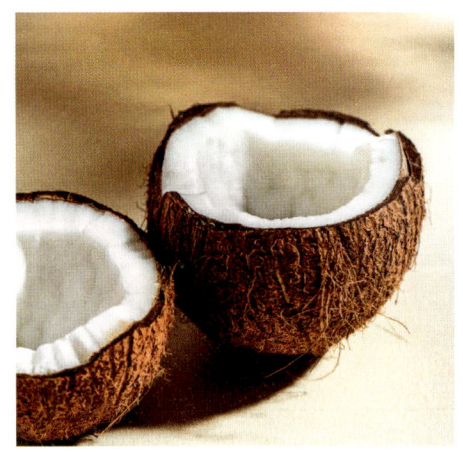

BRENNSTOFF ARACHIDONSÄURE

In Fleisch stecken nicht nur viele gesättigte Fettsäuren, sondern auch viel Arachidonsäure – ein Abbauprodukt der Omega-6-Fettsäure Linolsäure und die Ausgangssubstanz, aus der unser Körper die entzündungsfördernden Eicosanoide baut. Alle tierischen Fette enthalten Arachidonsäure, auch Butter, Sahne, Eier und Milch.

Mehr als 90 Prozent der aufgenommenen Arachidonsäure wird nicht in Energie umgewandelt, sondern wandert über einen eigenen Stoffwechselweg direkt in die Körperzellen. Zusammen mit dem Anteil, den der Körper selbst aus zugeführter Linolsäure bildet, kommt so eine ganze Menge Brennstoff für den Umbau in Eicosanoide zusammen. Entzündungskranke, wie zum Beispiel Rheumapatienten, spüren unmittelbares, wenn ihre Fettspeicher randvoll mit Arachidonsäure aufgefüllt sind: durch akute Entzündungsschübe, Schmerzattacken oder eine Verschlechterung ihrer Beweglichkeit.

Vielen geht es aber deutlich besser, sobald sie konsequent nur noch zwei Portionen fettarmes Fleisch und Wurst pro Woche zu sich nehmen und auf Schweinefleisch, Geflügelhaut, Schmalz, Leber und Eigelb vollständig verzichten. Zehn bis zwölf Wochen kann es durchaus dauern, bis die Arachidonsäurereserven im Körper weitestgehend abgebaut sind. Dann aber ist der Erfolg umso überwältigender: Die Symptome gehen zurück, und es gibt nur selten Rückfälle.

EICOSANOIDE – FÖRDERND ODER HEMMEND

Eicosanoide sind Gewebshormone und gewissermaßen die Werkzeuge des Körpers: Es gibt kaum einen Vorgang im Stoffwechselgeschehen, an dem Eicosanoide nicht beteiligt sind. Ob sie dabei fördernd oder hemmend wirken, hängt davon ab, aus welcher Fettsäure sie gebaut sind. Im Entzündungsstoffwechsel sind beide Kräfte wirksam: Bestimmte Eicosanoide heizen Entzündungen an, andere wirken Entzündungsvorgängen entgegen. Welche Gruppe die Oberhand gewinnt, bestimmen Sie: Essen Sie Fleisch, Wurst und die falschen Fette, heizen Sie das Entzündungsgeschehen im Körper an.

Der Gegenspieler: Omega-3-Fettsäuren

Anders als gesättigte Fettsäuren werden die ungesättigten nur zu etwa 60 Prozent in Körperfett umgewandelt, den Rest nutzt der Organismus für die Zellen und den Stoffwechsel – etwa um die Zellwände geschmeidig zu halten oder Hormone und Enzyme bereitzustellen, die den Fettstoffwechsel ankurbeln. Das gilt sowohl für einfach ungesättigte Fettsäuren (kalt gepresstes Olivenöl), als auch für mehrfach ungesättigte Fettsäuren aus Weizenkeimöl, Nüssen, Saaten oder Fisch. Ungesättigte Fettsäuren sind auch an der Regulierung des Entzündungsstoffwechsels beteiligt. Sie liefern den Zellen die Ausgangssubstanz zur Bildung von Eicosanoiden.

Die Omega-3-Fettsäure Alpha-Linolensäure und ihre Wesensverwandten Eicosapentaensäure (EPA) und Docosahexaensäure (DHA) sind die natürlichen Gegenspieler der Omega-6-Fettsäuren. Chemisch gesehen, trennt sie zwar nur eine Doppelbindung voneinander, sodass sie von den gleichen Enzymen verarbeitet werden. Geht es jedoch um die Erfüllung ihrer jeweiligen Aufgaben, wirken sie entweder gegeneinander oder sie heben sich in ihrer Wirkung gegenseitig auf. Wenn also eine Substanzgruppe die Omega-6-Fettsäuren in Schach halten kann, dann sind das die Omega-3-Fettsäuren.

Fischöl – der beste Omega-3-Fettsäure-Lieferant

Der beste Omega-3-Lieferant ist Fischöl: Im Fett von Seefisch stecken besonders viel EPA und DHA. Alpha-Linolensäure aus pflanzlicher Kost (vor allem in Leinöl) ist zwar in unserem Körper weniger wirksam, trägt aber ebenso zu einer guten Omega-3-Omega-6-Bilanz

AUF DAS RICHTIGE VERHÄLTNIS KOMMT ES AN

Die Deutsche Gesellschaft für Ernährung (DGE) empfiehlt, Omega-6-Fettsäuren und Omega-3-Fettsäuren im Verhältnis von 5:1 aufzunehmen – im Moment liegt das Verhältnis hierzulande im Durchschnitt ungefähr bei 20:1.

bei. Anders ausgedrückt: Mit zwei Portionen Lachs, Makrele, Thunfisch oder Hering pro Woche anstelle von Kotelett und Schweinebraten sind Sie fast schon auf der sicheren Seite. Menschen wie die grönländischen Inuit oder die Japaner haben nur selten einen dicken Bauch, wie sie überhaupt selten von Gewichtsproblemen, Herzschwäche oder rheumatischen Erkrankungen geplagt werden: Für sie gehören frischer Seefisch und gesunde Pflanzenöle einfach zu den Grundnahrungsmitteln – Fleisch dagegen kommt selten auf ihren Tisch.

Wenn Sie außerdem zum Braten Rapsöl verwenden, Ihren Salat mit Walnuss-, Traubenkern- oder Olivenöl zubereiten und Butter oder Margarine aus Linolsäure gegen eine Margarine austauschen, die auf Rapsölbasis hergestellt ist, haben Sie ein wichtiges Prinzip einer Ernährung, die das Bauchfett zum Schmelzen bringt, perfekt umgesetzt.

FISCHÖLKAPSELN FÜR GESUNDE …

Eine ausgewogene Ernährung macht Fischölkapseln eigentlich überflüssig. Jedoch: Wenn Sie keinen Fisch mögen oder ihn nicht vertragen, können Fischölkapseln eine sinnvolle Alternative sein. Die meisten Präparate enthalten vor allem Lachsöl, oft in Kombination mit dem Antioxidans Vitamin E, das verhindert, dass die Omega-3-Fettsäuren ranzig werden. Meist stecken in einer Kapsel 500 Milligramm Fischöl. Mit zwei bis drei Kapseln pro Tag decken Sie also den von der

SO VIEL OMEGA-3 STECKT IM FISCH

Am besten ist es natürlich, wenn Sie frischen Fisch essen. Im Zweifelsfall gehen auch Fischkonserven – ihr Gehalt an EPA und DHA ist jedoch meist geringer.

Angaben in Gramm pro 100 Gramm Fisch

Art	Fettgehalt	EPA	DHA
Hering	17,8	2,04	0,68
Thunfisch	15,5	1,08	2,29
Lachs	13,6	0,71	2,15
Makrele	11,9	0,63	1,12
Forelle	2,7	0,15	0,44
Seezunge	1,4	0,03	0,16
Kabeljau	0,6	0,06	0,12

Deutschen Gesellschaft für Ernährung empfohlenen täglichen Bedarf von 1 bis 1,5 Gramm Omega-3-Fettsäuren ab. Mehr sollte es aber nicht sein, denn größere Mengen können den Cholesterinspiegel ungünstig beeinflussen, die Blutungsneigung erhöhen und das Immunsystem schwächen. Wichtig ist, dass eine Kapsel nicht weniger als 0,3 Gramm EPA enthält.

… UND FÜR KRANKE

Menschen mit chronischen Entzündungskrankheiten, allen voran Patienten mit einer chronisch-entzündlichen Gelenkerkrankung (Polyarthritis), Herzkranke beziehungsweise Personen, bei denen bereits Risikofaktoren für die Entstehung einer Herz- oder Gefäßerkrankung festgestellt wurden, haben einen besonders hohen Bedarf an Omega-3-Fettsäure. Mit der Ernährung allein ist das oft nicht zu schaffen; dann können Fischölkapseln eine gute Ergänzung sein. Ob und in welcher Dosierung Sie solche Präparate schlucken dürfen, sollten Sie jedoch vorab mit Ihrem Arzt klären. Vor allem wenn Sie Medikamente einnehmen, die die Blutgerinnung hemmen, ist Vorsicht geboten: Die Fischölkapseln können die Wirkung dieser Arzneimittel verstärken und die Blutungsneigung erhöhen. Leiden Sie unter einer Leber- oder Gallenerkrankung, dürfen Sie ebenfalls keine Fischölkapseln einnehmen.

Chia-Samen – die pflanzliche Alternative zu Fisch

Gerade macht ein »Superfood« Furore, das vermutlich den höchsten Omega-3-Fettsäure-Anteil überhaupt besitzt: die Chia-Samen. Schon die Azteken schworen auf die Heil- und Vitalkraft der kleinen ovalen Samen. Umso erstaunlicher, dass die Chia-Samen so lange gebraucht haben, um den Weg nach Europa zu finden: Erst Ende 2009 hat die Europäische Behörde für Lebensmittelsicherheit

Chia-Samen sind kleine Kraftpakete. Sie gelten als ausgesprochen gesund.

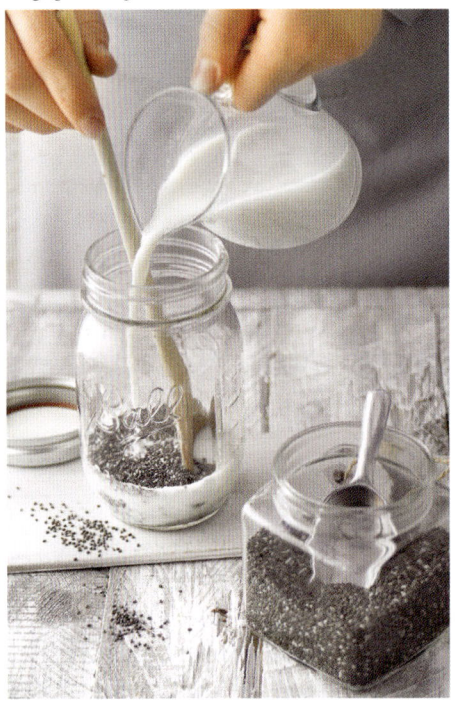

(EFSA) Chia-Samen als eine neuartige Lebensmittelzutat mit erweiterten Verwendungszwecken genehmigt. Dabei haben Chia-Samen, die korrekt *Salvia hispanica* heißen und in den Tropen und Subtropen (zum Beispiel Mexiko) gedeihen, dank ihrer zahlreichen gesundheitsfördernden Inhaltsstoffe durchaus das Potenzial, auf dem Gesundheitsmarkt ganz Große zu werden. Denn neben Omega-3- und Omega-6-Fettsäuren stecken auch noch viele Ballaststoffe, Proteine, Vitamine, Antioxidanzien, Mineralstoffe (zum Beispiel Kalzium und Kalium) und Spurenelemente (vor allem Eisen) in den Samen – wobei sie trotz ihres hohen Fettanteils relativ kalorienarm (100 Gramm = 490 Kalorien) sind. Ernährungswissenschaftler trauen den Chia-Samen durchaus zu, dass sie unter anderem der Entstehung einer Arteriosklerose entgegenwirken und das Risiko für Herz-Kreislauf-Erkrankungen senken können (konkrete Studien stehen aber noch aus). Eines steht jedenfalls jetzt schon fest: Da Omega-3-Fettsäuren generell positiv auf den Cholesterinspiegel wirken, lassen sich mit Chia-Samen mit Sicherheit erhöhte Blutfettwerte verbessern. Chia-Samen schmecken leicht nussig und lassen sich praktisch überall einrühren: ins Müsli, in Smoothies, in die Salatsauce oder in den Pudding. Auch in Brot können Chia-Samen eingebacken werden. Für Veganer bieten sie sich als Ei-Ersatz an. Weicht man die Chia-Samen nämlich in Wasser oder einer anderen Flüssigkeit ein, entsteht eine Art Gelee, das ebenfalls gut in der Küche verwendet werden kann. Chia-Samen sind in Reformhäusern, Bioläden oder auch über das Internet erhältlich. Derzeit empfiehlt die EFSA allerdings, nicht mehr als 15 Gramm (etwa ein bis zwei Esslöffel) unverarbeitete Chia-Samen pro Tag zu essen.

Leinöl – eine weitere pflanzliche Alternative

Ein weiterer Spitzenreiter unter den pflanzlichen Omega-3-Lieferanten ist Leinöl. Am wertvollsten sind Produkte in kalt gepresster Form. Bei ihnen können Sie sicher sein, dass alle Gesundstoffe enthalten sind, die Ihr Körper benötigt. Beim Einsatz in der Küche sind dem Leinöl jedoch leider Grenzen gesetzt. Denn es ist sehr empfindlich: Es oxidiert rasch und schmeckt dann ranzig und bitter. Daher muss Leinöl unbedingt kühl aufbewahrt und spätestens drei Monate nach seiner Herstellung aufgebraucht werden. Am besten schmeckt Leinöl zu Salaten, Rohkost und Kartoffelgerichten – zum Braten, Backen oder Frittieren ist es dagegen nicht geeignet, weil es nicht erhitzt werden sollte. Wenn Sie den Geschmack zu streng finden, können Sie Leinöl auch mit anderen, milderen Ölsorten mischen, etwa mit Oliven-, Traubenkern-, Walnuss- oder auch Kürbiskernöl.

LEINÖL PLUS EIWEISS

Die positiven Wirkungen von Leinöl werden noch verstärkt, wenn Sie es mit eiweißhaltigen Speisen wie Quark oder Joghurt kombinieren. Ein klassisches Rezept ist Leinöl-Quark: Hierfür geben Sie auf 250 Gramm Magerquark zwei Esslöffel Leinöl. Mit frischen Schnittlauchröllchen vermischt, mit Salz und frisch gemahlenem Pfeffer abgeschmeckt, eignet sich der Quark als Beilage zu Pellkartoffeln, als Brotaufstrich oder als Dip zu frischer Rohkost. Sie können auch einen Teelöffel Leinöl ins Frühstücksmüsli geben. Manche Menschen beginnen den Tag sogar mit einem Teelöffel Leinöl pur. Der Geschmack ist allerdings gewöhnungsbedürftig: Er erinnert an frisch geschnittenes Heu und ist daher nicht jedermanns Sache.

Fleisch: Glückliche Kühe liefern viele Omega-3-Fettsäuren

Sofern es fettarm und von guter Bioqualität ist, spricht nichts dagegen, wenn ab und zu auch mal Fleisch auf den Tisch kommt. Insbesondere Geflügel, Kalb, Wild und sogar das zarte Filetstück vom Schwein liefern zum Beispiel hochwertiges Eiweiß. Darüber hinaus ist und bleibt Fleisch die beste Eisenquelle. Je artgerechter ein Tier lebt, desto größer ist zudem die Chance, dass sein Fleisch auch einen gewissen Beitrag zu einer gesunden, ausgewogenen Ernährung leistet. So fand das Forschungsinstitut für die Biologie landwirtschaftlicher Nutztiere (FBN) in einer Langzeitstudie heraus, dass fettarmes Rindfleisch erstaunlich viele Omega-3-Fettsäuren enthält – allerdings nur dann, wenn es von Tieren stammt, die zu Lebzeiten viel auf der Weide grasen durften. Das Muskelfleisch von Rindern, die im Sommer auf der Weide frisches Gras und im Winter Kraftfutter mit Leinsamen gefressen hatten, enthielt doppelt so viele gesunde Omega-3-Fettsäuren wie das Fleisch von Artgenossen, die das ganze Jahr über im Stall standen. Denn in Mastbetrieben wird das Vieh fast immer überwiegend mit Mais gefüttert; das ist billiger und lässt die Nutztiere schneller wachsen. Dafür aber liefert dieses Getreide so gut wie keine Omega-3- und umso mehr Omega-6-Fettsäuren. Deshalb gilt: Wer auf Steaks und Braten nicht ganz verzichten möchte, sollte das Fleisch lieber beim Bio-Metzger oder direkt vom Bauernhof seines Vertrauens kaufen.

Welches Fett zum Braten?

Native, kalt gepresste Öle schmecken köstlich, sind besonders gesund und eignen sich vor allem zur Zubereitung von Salaten, Vorspeisen und Desserts. Wird kalt gepresstes Oliven-, Raps- oder Walnussöl erhitzt, gehen die wertvollen Inhaltsstoffe verloren; außerdem sind diese Öle nicht hitzestabil. Deshalb verwenden Sie zum Braten und Backen besser raffinierte Pflanzenöle, deren Rauchpunkt über 160 Grad liegt. Diese Temperatur darf nicht überschritten werden, denn rauchendes Öl ist extrem gesundheitsschädlich. Geeignete Öle zum Braten sind vor allem Raps-, Oliven-, Soja-, Sonnenblumen-, Erdnuss- oder Maiskeimöl. Mein Rat: Geben Sie Rapsöl den

HIGH-OLEIC-BRATÖLE

Im Wok muss das Öl eine noch größere Hitze aushalten. Dann sind High-oleic-Bratöle aus biologischem Anbau (im Reformhaus erhältlich) oder Erdnussöl besser geeignet als Rapsöl. High-oleic-Bratöle werden aus speziell gezüchteten Sonnenblumen- oder Distelsorten mit einem hohen Ölsäureanteil gewonnen und vertragen Temperaturen bis zu 210 °C.

Vorzug! Und zwar am besten Sorten, die nicht den Zusatz »kalt gepresst« auf dem Etikett stehen haben; dann sind sie zum Braten geeignet. Auch im raffinierten Zustand hat das Rapsöl noch einen hohen Anteil an Omega-3-Fettsäuren und dem Radikalenfänger Vitamin E. Wem der Geschmack von Rapsöl zu streng ist, kann es mit Olivenöl mischen.

Fettsparend zu Hause kochen

Bereits ein Gewichtsverlust von etwa zehn Prozent bedeutet einen Abbau von rund 30 Prozent der Fettpolster, die sich im Inneren des Bauchraums eingelagert haben. Wie Sie gerade gelesen haben, macht zwar nicht jedes Fett automatisch dick. Wenn die Waage jedoch zu viel anzeigt oder wenn Sie einen kleineren Bauchumfang anstreben, ist und bleibt es eines der effektivsten Methoden zum Abbau von unerwünschten Pfunden,

OMEGA-3-FETTSÄUREN – DAS GESUNDHEITSELIXIER

Das Fazit aus knapp 20 000 Studien ist eindeutig: Omega-3-Fettsäuren gehören zu den besten Schutzstoffen, die die Natur unserem Organismus zu bieten hat.

Omega-3-Fettsäuren, speziell EPA und DHA, gehen gleich von zwei Seiten gegen Entzündungsprozesse vor: Zum einen liefern sie den Stoff für die entzündungshemmenden Eicosanoide (**siehe Seite 63**) und tragen auf diese Weise dazu bei, die Entzündungsbereitschaft im Körper herabzusetzen. Ein Segen für Menschen mit chronisch-entzündlichen Erkrankungen: Akute Entzündungsreaktionen und -schübe können gelindert und im Idealfall sogar vermieden werden. Zum anderen hemmen Omega-3-Fettsäuren Enzyme, die an der Bildung von Arachidonsäure beteiligt sind, und bremsen so die Produktion von entzündungsfördernden Eicosanoiden. In der Folge lassen die Entzündungssymptome mit der Zeit nach.

Gesundes Herz: Omega-3-Fettsäuren beugen Entzündungsreaktionen in den Blutgefäßen vor und verhindern so die Entstehung von Arteriosklerose, Herzinfarkt und Schlaganfall. Sie stabilisieren die Herzmuskelzellen und wirken somit gefährlichen Herzrhythmusstörungen entgegen. Außerdem senken sie erhöhte Triglyzeridwerte und haben einen positiven Einfluss auf den Cholesteringehalt im Blut. Indem sie weiterhin die Fließeigenschaften des Bluts verbessern, senken sie die Neigung zu Blutgerinnseln und die Thrombosegefahr.

Natürlicher Schlankmacher: Omega-3-Fettsäuren haben sich als Schlankmacherfett erwiesen. Sie erhöhen die Thermogenese (Umwandlung der Nahrungsenergie in Wärme) und hemmen Enzyme, die die Kohlenhydrate in Fett umwandeln.

Rheumaprophylaxe: Omega-3-Fettsäuren schützen vor rheumatischen Gelenkerkrankungen und vermutlich auch vor anderen chronisch-entzündlichen Erkrankungen.

In der Krebstherapie: Untersuchungen legen nahe, dass Omega-3-Fettsäuren bei Krebskranken die Immunfunktion verbessern und Krebszellen in ihrem Wachstum hemmen.

»Balsam« fürs Gehirn: Omega-3-Fettsäuren lindern Ängste, Depressionen und wahrscheinlich auch Hyperaktivitätsstörungen bei Kindern. Möglicherweise können Omega-3-Fettsäuren sogar Alzheimer und anderen Demenzerkrankungen vorbeugen.

den täglichen Fettkonsum zu reduzieren. Schauen Sie bereits beim Einkauf auf den Fettgehalt der Lebensmittel, bevor Sie sie in den Einkaufswagen legen. Tatsächlich gibt es zu fast allen fettreichen Nahrungsmitteln fettarme Alternativen.

Dünn geschnittene Kartoffelscheiben, die in einer beschichteten Pfanne ohne Fett zu schmackhaften, aber kalorienarmen Bratkartoffeln zubereitet werden, in Mineralwasser gebratene Spiegeleier, der Verzicht auf den Stich Butter fürs Gemüse, das Schnitzel nature anstelle des panierten Schnitzels – auch beim Kochen, Braten oder Backen lässt sich gut Fett einsparen:

- Verwenden Sie zum Braten eine beschichtete Pfanne, bei der Sie nur wenig oder kein Fett zum Braten benötigen.
- Eine fettarme Alternative zum Braten ist Grillen: Die meisten Fisch-, Fleisch- oder Geflügelsorten eignen sich gut zum Grillen und müssen hierfür allenfalls mit etwas Öl bestrichen werden.
- Ganz ohne Fett garen Sie ein Gericht, wenn Sie es dünsten oder dämpfen. Statt Wasser (oder Gemüsebrühe) bietet sich auch das Garen im eigenen Saft etwa in Alufolie oder einer speziellen Bratfolie an.
- Verwenden Sie Fett in der Küche nicht »Pi mal Daumen«: Messen Sie stattdessen das benötigte Öl oder die Butter mit einem Löffel ab. Beispielsweise genügt für den Bratvorgang (in einer beschichteten Pfanne) oder für die Tomatensauce zu Nudeln

meist ein Esslöffel Öl (wie Sonnenblumen-, Oliven- und Rapsöl anstelle von Butter und Schmalz).
- Ob Suppen, Eintöpfe, Aufläufe oder Saucen: Lassen Sie das Gericht etwas abkühlen und schöpfen Sie dann das Fett ab. Tropfen Sie gebratenes Fleisch, frittierte oder panierte Speisen vorm Servieren auf einem Küchenpapier ab.
- Geben Sie fettarmen Milchprodukten den Vorzug: Kartoffelpüree, Pudding und andere Gerichte mit Milch schmecken genauso gut, wenn Sie statt Vollmilch fettarme Milch (1,5 % Fettgehalt) verwenden.
- Kräuter verleihen Gerichten ihren besonderen Geschmack. Deshalb: Verwenden Sie viel (frische) Kräuter – umso weniger ist Fett als Geschmacksträger notwendig.
- Verzichten Sie auf Sahne oder Crème fraîche zur Verfeinerung für Bratensaucen, und verwenden Sie stattdessen Schmand. Fettarme Alternativen zur Mayonnaise sind Joghurt oder Sauerrahm.

NATURBELASSENE KOHLENHYDRATE – BESSER ALS IHR RUF

Kohlenhydrate sind in den letzten Jahren in Verruf geraten. Tatsächlich lässt es sich nicht leugnen, dass industriell verarbeitete Kohlenhydrate wie raffiniertes Weißmehl (Type 405) oder Haushaltszucker als »leere« Kalorienträger unserem Körper nichts anderes zu bieten haben als pure Energie. Verständlich, dass man diese Nahrungsmittel meiden sollte. Warum aber plötzlich auch gesunde Lebensmittel wie Bananen oder Weintrauben problematisch sein sollen, ist zumindest auf den ersten Blick nicht klar.

»Schuld« daran ist die Erkenntnis, dass kohlenhydratreiche Lebensmittel nicht nur nach ihrem Vitamingehalt, sondern auch nach dem glykämischen Index (kurz GLYX) beurteilt werden können – was wichtig ist, wenn es ums Abnehmen geht. Der GLYX misst auf einer Skala von 1 bis 100 den Einfluss eines Lebensmittels auf den Blutzuckerspiegel beziehungsweise darauf, wie schnell und wie viel Insulin die Bauchspeicheldrüse nach dem Verzehr ausschüttet.

Lässt ein Lebensmittel den Blutzucker rasch und hoch ansteigen – wie eben Bananen –, wird besonders viel Insulin freigesetzt. Das macht auf Dauer dick und erhöht das Diabetesrisiko. Andere Lebensmittel erzeugen diesen Effekt nicht: Sie haben einen niedrigen glykämischen Index (unter 51) und gelten damit als natürliche Schlankmacher.

Das empfehlen die Experten

Was aber soll man tun, wenn man trotzdem den Empfehlungen der Deutschen Gesellschaft für Ernährung folgen will, die rät, mindestens 50 Prozent der täglichen Energiezufuhr in Form von Kohlenhydraten zu decken? Das entspricht pro Tag rund 230 Gramm für Frauen und 300 Gramm für Männer. Den

RICHTIG ZUBEREITEN

Die Art der Zubereitung hat Einfluss auf den GLYX: Werden Nudeln »al dente« gekocht, haben sie einen niedrigeren glykämischen Index als weich gekochte Nudeln.

Der Grund: Durch die Wärme und Wasseraufnahme beim Kochen quillt die in Nudeln enthaltene Stärke auf, sie gelatiniert.

Je weicher die Nudeln, umso leichter kann die Stärke von den Verdauungsenzymen aufgenommen werden und umso stärker steigt der Blutzuckerspiegel an.

Weg zu einer Ernährung, die das Bauchfett zum Schmelzen bringt, finden Sie mit den naturbelassenen Kohlenhydraten in vollem Korn, Hülsenfrüchten, Obst oder Gemüse. All diese Lebensmittel lassen den Blutzuckerspiegel nur moderat ansteigen, weil sie viele Ballaststoffe enthalten.

Kohlenhydratreiche Lebensmittel wie Bananen, die zwar laut GLYX weniger günstig sein sollen, werden jedoch von der DGE ausdrücklich nicht von der Liste der empfohlenen kohlenhydratreichen Lebensmittel gestrichen. Das passt, denn eine Banane pro Tag lässt sich gut mit den Prinzipien einer ausgewogenen Ernährung mit viel frischem Gemüse und Obst vereinbaren, die schlank macht, ohne in Richtung Diät abzudriften.

»Low-Carb« versus »Low-Fat«

Low-Carb – dieses Ernährungsprinzip setzt auf eine konsequente Reduzierung von Kohlenhydraten. Das heißt, auf Lebensmittel wie Reis, Brot, Nudeln und sogar auf bestimmte Obst- (zum Beispiel Banane) und Gemüsesorten (wie Kartoffeln, Kidneybohnen oder Linsen) wird meist ganz verzichtet. Nahrungsmittel, in denen Fett und vor allem viel Eiweiß enthalten sind, stehen dagegen bevorzugt auf dem täglichen Speiseplan. In der Tat zeigte sich in mehreren Studien, dass eine kohlenhydratarme Ernährung gut geeignet ist, um innerhalb relativ kurzer Zeit abzuspecken, sogar schneller als etwa mit einer Low-Fat-Diät (fettreduzierte Diät). Allerdings kam 2012 eine Untersuchung von schwedischen Forschern zu dem Schluss, dass sich das Risiko für Herz-Kreislauf-Erkrankungen wie auch für einen Schlaganfall sogar erhöht, wenn Kohlenhydrate eingespart werden. Und amerikanische Ärzte der Harvard-Universität fanden heraus, dass »Low-Carb«-Probanden sogar höhere Blutfettwerte hatten als die Teilnehmer, die sich kohlenhydratreich ernährten.

Besser komplex, als einfach

Dennoch: Was für Fett gilt, trifft auch auf die Kohlenhydrate zu: Es schadet nicht, wenn Sie sich nicht nur fettbewusst, sondern auch kohlenhydratbewusst ernähren. Dabei geht es nicht allein darum, den Blick auf die Menge zu richten. Vielmehr sollten Sie bei der Zufuhr von Kohlenhydraten vor allem auf »Komplexität« setzen. Das Allereinfachste ist, bevorzugt Vollkornbrot, Wild- beziehungsweise Naturreis oder Vollkornnudeln zu essen und um Weißbrot, weißen Reis oder helle Nudeln einen Bogen zu machen. So versorgen Sie Ihren Körper mit genau den naturbelassenen komplexen Kohlenhydraten (und Ballaststoffen), die er am besten verwerten kann und die auch den Blutzuckerspiegel stabil halten. Unbedingt meiden sollten Sie – neben den »weißen« Kohlenhydratlieferanten – zuckersüße Getränke wie Limonade, Cola oder Eistee. Von ihnen weiß man inzwischen, dass sie nicht nur das Risiko für Adipositas, sondern auch für Typ-2-Diabetes erhöhen.

GUTE EIWEISS-KOMBINATIONEN

Menschen bestehen – neben Wasser und Fett – vor allem aus Eiweiß (Proteinen) und seinen Bausteinen, den Aminosäuren. Ohne sie läuft im Körper gar nichts. Nicht eine Reaktion oder Funktion, nicht ein Auf- oder Umbau im Körper, an denen die Aminosäuren nicht beteiligt sind. Einige von ihnen wirken zudem positiv auf das Entzündungsgeschehen im Körper ein, etwa indem sie die Wirkung von Antioxidanzien unterstützen, entzündungsfördernde Sauerstoffradikale entschärfen oder Infektionen vorbeugen. Weil der Körper acht der insgesamt 20 Aminosäuren nicht selbst herstellen kann, sollten Sie etwa 50 bis 55 Gramm Eiweiß am Tag essen. Wichtig ist, dass es das richtige Eiweiß in der richtigen Kombination ist. In diesem Punkt ist Fleisch der Pflanzenkost überlegen: Tierisches Eiweiß kann vom Körper nämlich besser verwertet werden als pflanzliches. Gleichwohl sollten Sie versuchen, Ihren Bedarf zu gleichen Teilen mit tierischem und pflanzlichem Eiweiß zu decken. Gut zusammen passen zum Beispiel Naturreis mit Wild, Fisch mit Kartoffeln (aber auch Kartoffeln mit Ei oder Kartoffeln mit Magerquark), Hafer mit fettarmem Naturjoghurt sowie Naturreis oder Fleisch mit Bohnen oder anderen Hülsenfrüchten. Das allerbeste Eiweiß liefert Fisch – egal, ob er aus heimischen Gewässern stammt oder aus dem Meer. Das zweitbeste Eiweiß stammt aus der Sojabohne. Beide sollten daher mindestens einmal pro Woche auf dem Speiseplan stehen. Machen Sie aber einen Bogen um das Eiweiß aus fettem Fleisch und fetter Wurst: Es schadet mehr, als es nützt.

Qualität ist entscheidend

Und auch das gehört zu einer bewussten Ernährungsweise: Setzen Sie gezielt auf Qualität! Kaufen Sie frisches Biogemüse und -obst, orientieren Sie sich dabei an der Saison und bevorzugen Sie Produkte aus der Region. Bioprodukte enthalten weniger Nitrate und Rückstände von chemisch-synthetischen Pflanzenschutzmitteln als Erzeugnisse aus konventionellem Anbau. Außerdem haben sie einen höheren Gehalt an gesundheitsfördernden sekundären Pflanzeninhaltsstoffen, Vitaminen, Mineralstoffen und Spurenelementen. Hierfür gibt es zwei Gründe: Da Bio-Erzeugnisse sich selbst vor Fressfeinden und Krankheitserregern schützen müssen, bilden sie mehr Antioxidanzien und andere auch für den Menschen gesundheitsfördernde Stoffe. Zudem nehmen gedüngte Pflanzen mehr Wasser auf, sodass sich der Gehalt an Nährstoffen extrem verdünnt.

AUGEN AUF BEIM EINKAUF!

Kaufen Sie nach Möglichkeit Obst und Gemüse aus Ihrer Region: So ist gewährleistet, dass die Waren keinen langen, nährstoffraubenden Transport hinter sich haben. Außerdem wird die Umwelt durch einen geringeren CO2-Abdruck entlastet.

Dieses Qualitätsgebot gilt übrigens auch für tierische Produkte, die möglichst aus einer artgerechten Haltung und ökologischen Aufzucht stammen sollten.

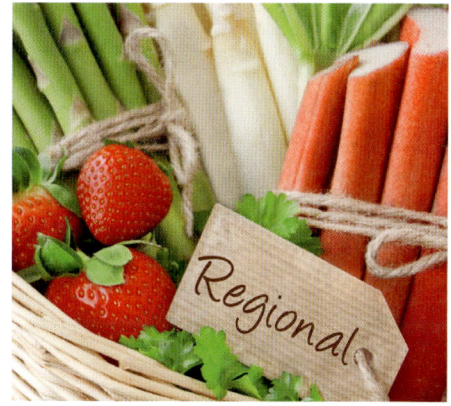

DAS GRUNDPRINZIP DER BAUCH-WEG-ERNÄHRUNG

Das Prinzip klingt einfach, und es ist auch einfach:
Geben Sie Gesundstoffen den Vorzug!

1 **Fisch, Fisch und noch mal Fisch:** Wenn es Ihnen gelingt, mindestens zwei Fleischmahlzeiten pro Woche durch Fischgerichte zu ersetzen, machen Sie bereits einen wichtigen Schritt hin zu einer Reduzierung und »Entschärfung« Ihres stoffwechselaktiven Bauchfetts. Wegen ihres hohen Gehalts an Omega-3-Fettsäuren stehen Lachs, Thunfisch, Makrele und Hering an erster Stelle der Bauch-weg-Ernährung – am besten in Rapsöl gekocht beziehungsweise gebraten.

2 **Zitronensaft-Trick:** Wenn Sie eiweißreiche Lebensmittel wie beispielsweise Fisch, Quark oder Hähnchenbrust mit etwas Zitronensaft beträufeln, kann Ihr Körper das wertvolle Eiweiß besonders gut verwerten.

3 **Fleisch gewünscht?** Möchten Sie Fleisch essen, greifen Sie zu mageren Sorten wie (Bio-) Hähnchen- oder Putenbrust, Wild, Kalb, Rinderhüftsteak oder Rinderfilet. Innereien sind tabu, weil sie besonders reich an entzündungsfördernder Arachidonsäure sind und zudem viel Cholesterin enthalten.

4 **Meiden Sie Transfette:** Diese Fettsäuren sind so ungesund, dass es New Yorker Restaurants inzwischen verboten ist, Gerichte damit zu servieren. Vor allem gelten die Transfette als eine der Hauptschuldigen für die Entstehung von Bauchfett – schon allein deshalb sollten Sie einen Bogen darum machen. Transfette entstehen nicht nur in der Industrie durch die Härtung von Pflanzenölen (etwa in Pommes frites, Chips und Crackern), sondern auch wenn das falsche Öl beim Braten zu stark erhitzt wird.

5 **Vollkorn- und Sojaprodukte:** Wenn Sie Ihr Bauchfett wirklich loswerden möchten, dann verbannen Sie unbedingt Weißmehlprodukte von Ihrem Speiseplan. Steigen Sie stattdessen auf Vollkornprodukte um!
Studien belegen außerdem: Sojaprodukte schützen vor Krebs, senken Blutfette, halten das Blut flüssig und beugen so einem Herzinfarkt oder Schlaganfall vor. Sie machen Sauerstoffradikale unschädlich und sind damit für die Bauch-weg-Ernährung unverzichtbar. Zudem wirkt Soja einer Übersäuerung des Bluts entgegen.

6 **Milchsäure für die Darmflora:** Naturjoghurt, Kefir, Buttermilch, Rote Bete, Sauerkraut und milchsaure Gärgetränke enthalten probiotische Milchsäure – ein wichtiger Stoff

für Ihre Darmgesundheit: Milchsäure reguliert die Darmgesundheit und stärkt so unter anderem auch die immunologische Abwehrfunktion des Darms. Gönnen Sie sich daher möglichst einmal täglich ein Glas Buttermilch oder Kefir.

7 Chia-Samen: Chia-Samen sind nicht nur wegen ihres enorm hohen Omega-3-Fettsäuren-Gehalts, sondern auch wegen ihres hohen Ballaststoffanteils (etwa 34 Gramm auf 100 Gramm Samen) ein Muss für jeden Gesundheitsbewussten. Ballaststoffe machen lange satt und fördern die Verdauung. Sie verlangsamen aber auch den Abbau von Kohlenhydraten zu Zucker und wirken sich damit generell positiv auf den Blutzucker aus. Deshalb beugen Chia-Samen nicht nur einem Diabetes vor, sondern sie sind auch für Menschen empfehlenswert, die bereits an einem Diabetes erkrankt sind.

8 Aroniabeere: Die auch Apfelbeere oder Schwarze Eberesche genannte Beere ist klein, violett bis schwarz und dank ihres hohen Anthocyangehalts der Radikalenfänger schlechthin unter den Beeren. Während 100 Gramm frische Apfelbeeren 800 Milligramm enthalten, liefern blaue Trauben gerade einmal 160 Milligramm Anthocyan. Regelmäßig zugeführt, helfen Aroniabeeren beim Abnehmen, senken die CRP-Konzentrationen im Blut (**siehe Seite 21**), schützen vor Arteriosklerose, regulieren erhöhte Cholesterinwerte und wirken dem metabolischen Syndrom entgegen. Aroniabeerenextrakt ist als Saft im Reformhaus oder in Kapselform in Apotheken und im Versandhandel erhältlich.

9 Wasser und grüner Tee: Sie sparen viele Kalorien, wenn Sie Wasser anstelle von Saftschorlen oder Limonaden trinken. Hinzu kommt: Wasser erhöht den Energieumsatz und unterstützt damit Ihre Bemühungen, Bauchfett loszuwerden. Ideal sind mindestens zwei Liter pro Tag.

Trinken Sie außerdem möglichst täglich eine Tasse grünen Tee. So senken Sie Ihren CRP-Wert und schützen sich vor Herz-Kreislauf-Erkrankungen.

10 Alkohol meiden: Trinken Sie keinen Alkohol, wenn Sie am Bauch abnehmen möchten. Dass regelmäßiger Alkoholkonsum das Risiko für eine Herz-Kreislauf-Erkrankung deutlich ansteigen lässt, ist schon länger bekannt; und in Bezug auf Bluthochdruck gilt Alkoholgenuss nach Übergewicht inzwischen sogar als zweitwichtigster Risikofaktor.

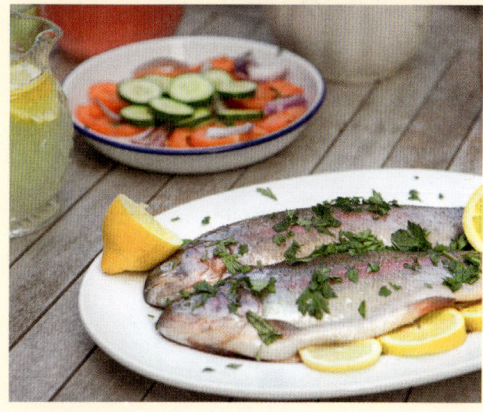

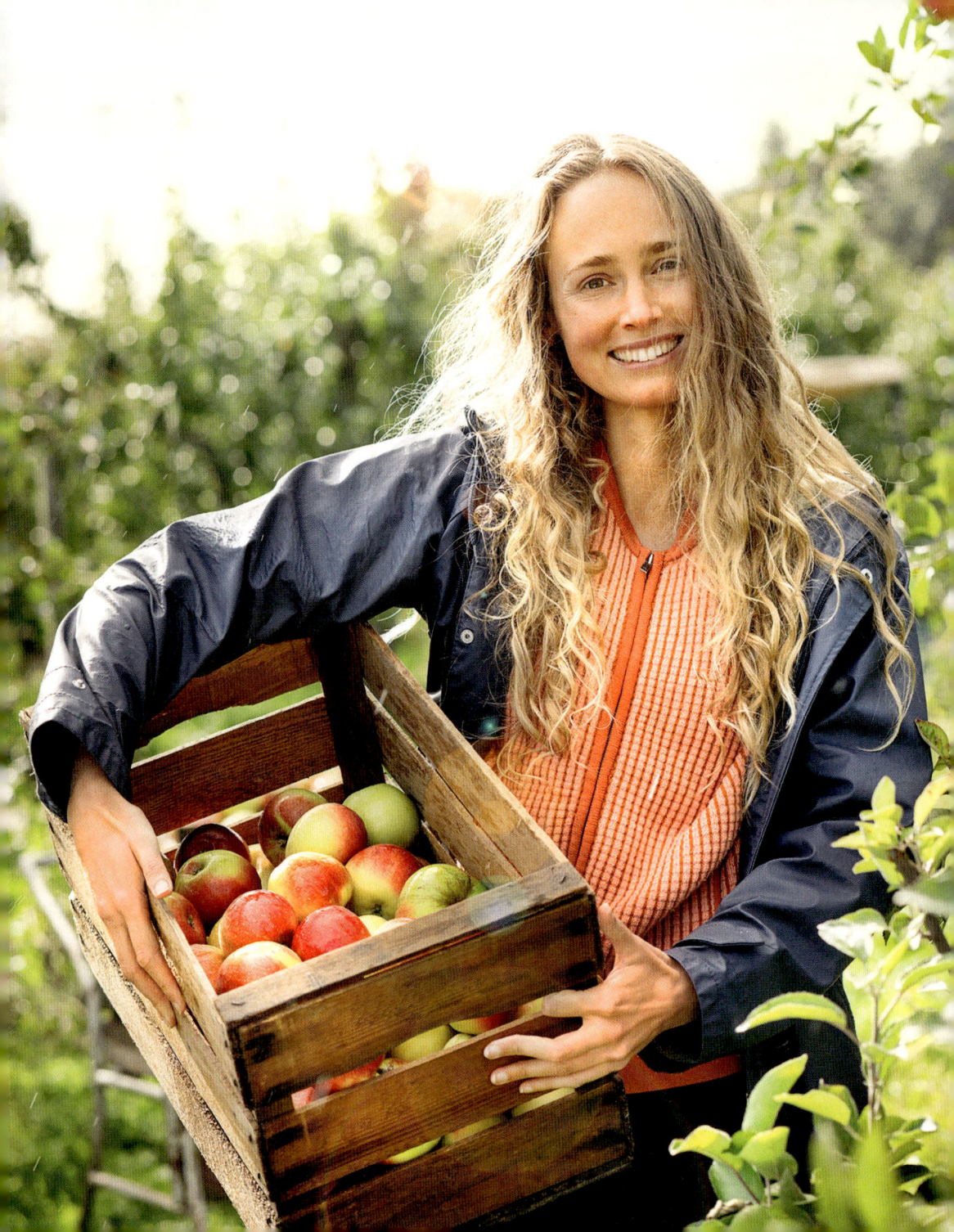

LECKERE REZEPTE FÜR EINEN SCHLANKEN BAUCH

Auf den folgenden Seiten finden Sie tolle Rezepte, die das lästige Bauchfett zum Schmelzen bringen und gleichzeitig auch Ihr Risiko minimieren,
eine chronische Krankheit zu bekommen.

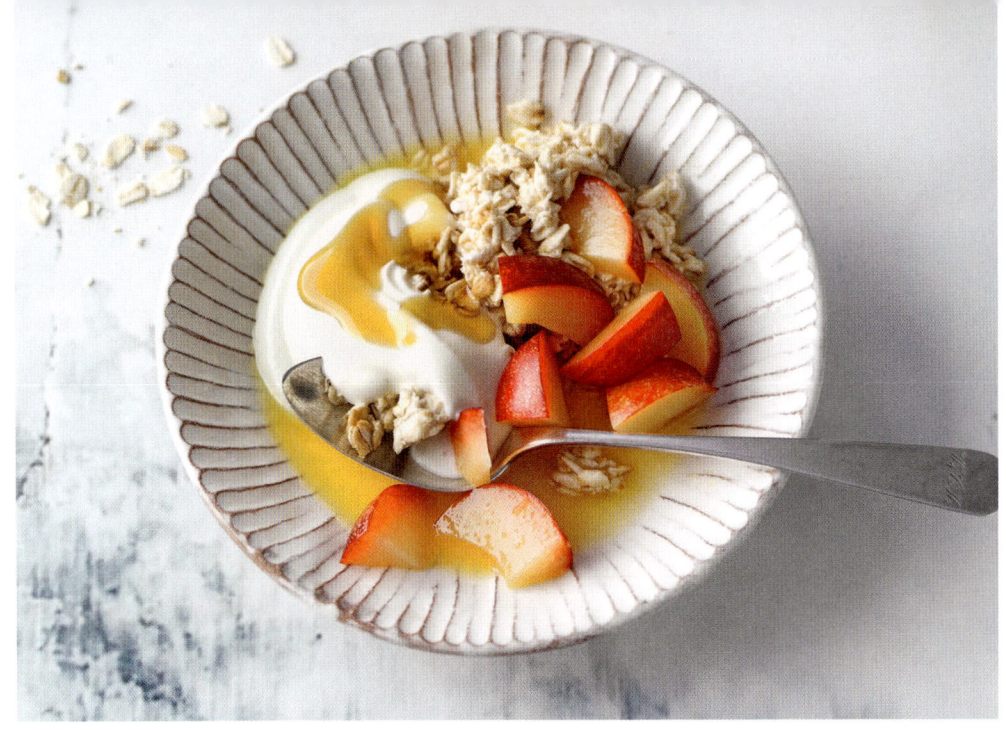

FRÜHSTÜCK UND SNACKS

Während der Nacht macht Ihr Körper eine Fastenphase durch. Damit er am nächsten Tag gut funktioniert, braucht er morgens Energie. Nehmen Sie sich Zeit für die erste Mahlzeit. Idealerweise trinken Sie zum Kaffee oder Tee ein Glas Orangensaft, bereiten ein Müsli zu oder richten sich einen Obstteller an. Greifen Sie bei Brot zu Vollkornprodukten! Als Belag eignen sich Honig und Marmelade oder vegetarische Aufstriche und rohes Gemüse. Tagsüber verhindern Snacks, dass die Leistungskurve absinkt: Essen Sie zwischendurch kleine Mahlzeiten aus Obst, Rohkost, fettarmen Milchprodukten oder belegten Vollkornbroten. Das erhält die Konzentrationsfähigkeit und vermeidet Heißhunger. So schlagen Sie dem Bauch ein Schnippchen, denn er hat keine Chance, Fett anzusetzen.

NEKTARINEN-MÜSLI

*4 EL frisch gepr. Orangensaft • 4 EL Vollkornhafer-
flocken • 1 nachgereifte Nektarine • 150 g fettarmer
Biojoghurt • 1 TL Rapsöl • 1 EL Ahornsirup*

*Für 1 Portion
Pro Portion 376 kcal, 10 g F, 59 g KH, 22 g E*

1. Gießen Sie den frisch gepressten Orangensaft in eine Schüssel. Die Vollkornhaferflocken hinzufügen und im Orangensaft
   15 Minuten lang quellen lassen.
2. Nektarine waschen, entsteinen und in
   mundgerechte Stücke schneiden.
3. Joghurt, Rapsöl, Ahornsirup, eingeweichte
   Haferflocken sowie eventuell in der Schüssel verbliebenen Orangensaft miteinander
   verrühren. Zum Schluss die Nektarinenstü-
   cke dazugeben (**siehe Foto Seite 78**).

VARIANTE
Sie können jede andere Obstsorte verwenden.
Eine leicht nussige Note bekommt das Müsli
mit 1 TL Chia-Samen.

LEINÖL-QUARK-MÜSLI

*2 EL Leinöl • 50 g Magerquark • 1 TL Honig •
1 kleiner Apfel • 1 EL gehackte Haselnüsse •
1 EL geschroteter Leinsamen*

*Für 1 Person
Pro Portion 393 kcal, 29 g F, 20 g KH, 28 g E*

1. Leinöl, Quark und Honig in einer Schüssel
   mit dem Rührbesen glatt rühren, bis am
   Schüsselrand keine Ölspuren mehr zu sehen sind (wer es cremiger mag, gibt noch
   etwas Wasser zu).
2. Apfel gut waschen, aber nicht schälen. Das
   Kerngehäuse mit einem Apfelstecher aus-
   schneiden und den Apfel in kleinere Stücke
   schneiden.
3. Apfelstücke und Haselnüsse in eine Schüssel geben. Quark-Leinöl-Creme darübergeben und alles gut verrühren. Zum Schluss
   den Leinsamen darüberstreuen.

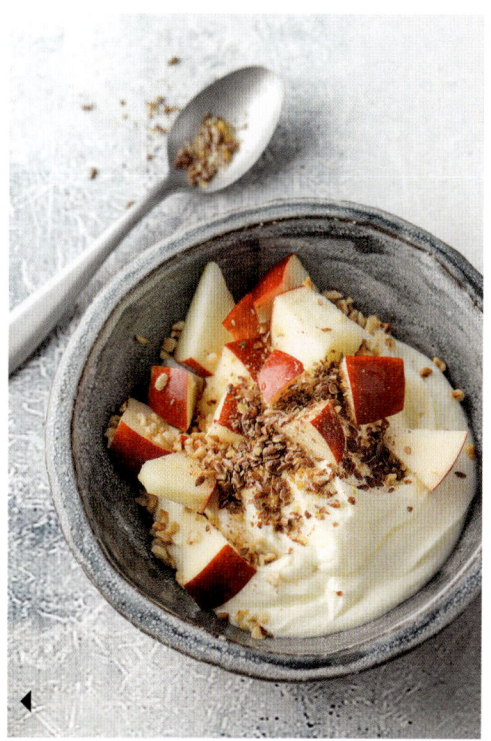

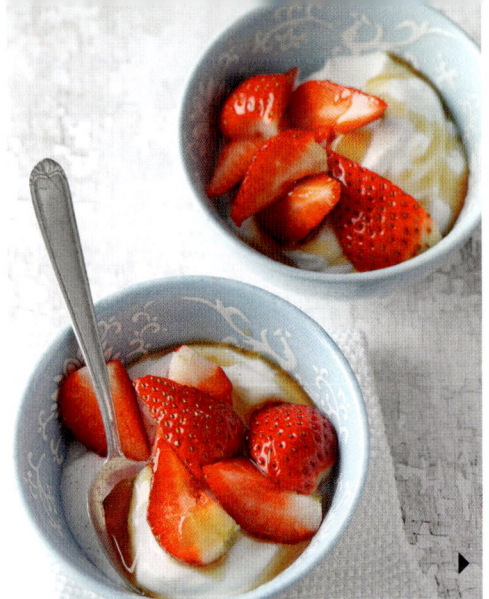

LEINSAMEN-MÜSLI

2 EL kernige Haferflocken • 1 TL Kürbiskerne •
½ EL geschroteter Leinsamen • 1 süßer Apfel •
150 g fettarmer Biojoghurt

Für 1 Portion
Pro Portion 323 kcal, 12 g F, 38 g KH, 15 g E

1. Haferflocken und Kürbiskerne ohne Fett in
   einer beschichteten Pfanne bräunen, herausnehmen und mit dem Leinsamen vermengen.
2. Apfel gut waschen, aber nicht schälen. Das
   Kerngehäuse mit einem Apfelstecher aus-
   schneiden und den Apfel in kleinere Stücke
   schneiden.
3. Joghurt in eine kleine Schüssel füllen, Apfelstücke und Müsli daraufgeben und alles
   vorsichtig miteinander verrühren.

ERDBEERQUARK

½ Vanilleschote • 100 g Magerquark • 1 Tasse fettar-
me Milch (1–2 EL) • 2 TL Ahornsirup • 100 g fri-
sche Erdbeeren

Für 1 Portion
Pro Portion 221 kcal, 3 g F, 23 g KH, 19 g E

1. Die Vanilleschote auskratzen. Das Mark mit
   dem Quark, der Milch und 1 TL Ahornsirup
   in einer Schüssel glatt rühren.
2. Die Erdbeeren waschen, putzen, vierteln
   und auf der Quarkmasse verteilen.
3. Den restlichen Ahornsirup über die klein
   geschnittenen Erdbeeren träufeln.

BIRNENQUARK

1 EL Ahornsirup • 1 TL Rapsöl • 75 g Magerquark •
1 kleine Birne (ca 125 g) • 2 TL gehackte Mandeln •
1 EL Vollkornhaferflocken

Für 1 Portion
Pro Portion 301 kcal, 12 g F, 34 g KH, 14 g E

1. Ahornsirup, Rapsöl und Magerquark zu einer cremigen Masse verrühren.
2. Die Birne waschen und vierteln; dabei das
   Kerngehäuse entfernen. Das Fruchtfleisch
   in dünne Scheiben hobeln.
3. Birne, Mandeln und Haferflocken unter
   den Quark heben.

BANANENSHAKE

*1 reife Banane • ½ Vanilleschote • 4 Eiswürfel •
1 EL gemahlener Rohrzucker • 150 g fettarmer Biojoghurt • 1 Tasse fettarme Milch (200 ml)*

Für 1 Portion
Pro Portion 368 kcal, 8 g F, 61 g KH, 12 g E

1. Die Banane schälen und in Stücke schneiden. Die Vanilleschote der Länge nach halbieren und mit einem scharfen Messer auskratzen.
2. Die Bananenstücke mit dem Vanillescho-
   tenmark und den anderen Zutaten in einem hohen Gefäß mit dem Stabmixer fein
   pürieren. In einem Glas servieren.

FRÜCHTECARPACCIO

*½ Kiwi • je ½ unbehandelte Orange und Zitrone •
½ Apfel • 1 Prise Meersalz • 1 EL gehackte Mandeln • 1 TL gemahlener Rohrzucker • 1 TL Ahornsirup*

Für 1 Portion
Pro Portion 204 kcal, 6 g F, 30 g KH, 4 g E

1. Kiwi, Orange und Zitrone schälen und in
   dünne Scheiben schneiden; bei der Zitrone
   die Kerne entfernen und den Saft in einer
   Schüssel auffangen. Apfel waschen, vierteln, entkernen.

2. Den Zitronensaft auf einem flachen Teller
   gleichmäßig verteilen.
3. Die Apfelviertel in dünne Scheiben hobeln
   und kreisförmig auf dem Teller verteilen.
4. Die Zitronenscheiben gleichmäßig darü-
   berlegen und mit ganz wenig Meersalz bestreuen.
5. Orangen und Kiwis auf dem Teller anrichten.
6. In einer kleinen beschichteten Pfanne die
   gehackten Mandeln ohne Fett mit dem
   Rohrzucker leicht karamellisieren. Kurz abkühlen lassen und auf die Früchte streuen.
7. Den Ahornsirup spiralförmig über das
   Früchtecarpaccio träufeln.

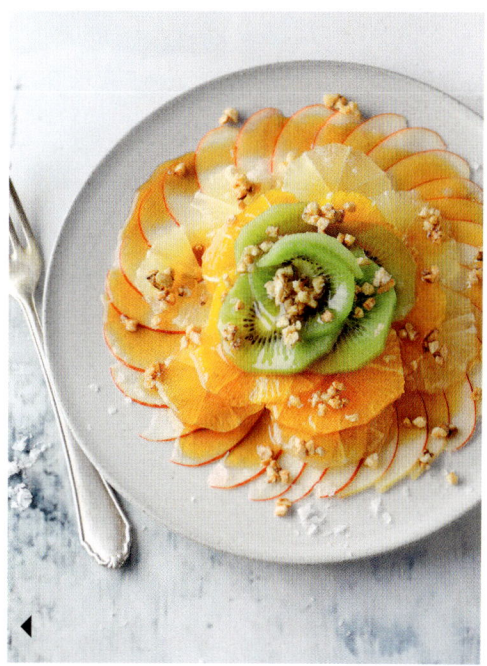

SÜSSE PUMPERNICKEL-SNACKS

½ Apfel • 4 Weintrauben • 2 Scheiben Pumpernickel (ca. 50 g) • 75 g Magerquark • 1 TL Ahornsirup • 1 TL Waldhonig • 1 EL Walnusskerne • 1 EL geriebene Bitterschokolade

Für 1 Portion
Pro Portion 428 kcal, 17 g F, 54 g KH, 20 g E

1. Apfel waschen, vierteln und entkernen. Das Fruchtfleisch erst in Scheiben, dann in Streifen schneiden. Trauben waschen und halbieren.
2. Pumpernickel mit Quark bestreichen; dann jede Scheibe vierteln. Obst daraufgeben.
3. In einer Schüssel Ahornsirup und Honig vermischen; über die Pumpernickelviertel träufeln.
4. Walnusskerne und Bitterschokolade auf den Broten verteilen.

ERDBEERSORBET VITESSE

125 g reife Erdbeeren • 1 Vanilleschote • 1 EL gemahlener Rohrzucker • 8 Eiswürfel • 1 Blättchen Zitronenmelisse

Für 1 Portion
Pro Portion 80 kcal, 0,5 g F, 17 g KH, 1 g E

1. Erdbeeren waschen, putzen und halbieren. Die Vanilleschote der Länge nach halbieren und auskratzen. Erdbeeren, Vanillemark, Zucker und Eiswürfel pürieren.

AUCH FÜR MÜSLI GEEIGNET

Außerhalb der Saison nehmen Sie einfach gefrorene Erdbeeren und lassen die Eiswürfel weg. Ungekühlt eignet sich die Erdbeermasse auch für Müsli oder Quarkspeisen.

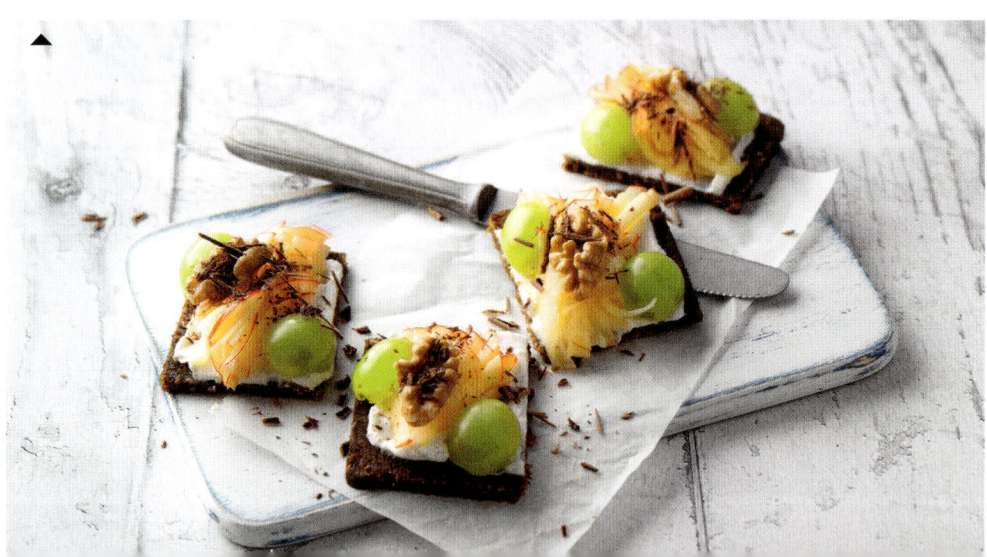

2. Die Masse in eine Dessertschale füllen und 30 Minuten im Gefrierschrank frosten. Mit Zitronenmelisse garniert servieren.

FRISCHKÄSE-KNÄCKER

75 g fettred. Frischkäse • 4 EL fettarme Milch (1,5 % Fett) • 1 TL Magermilchpulver • 75 g Möhren • 1 TL gehackte Gartenkräuter • Meersalz • frisch gemahlener Pfeffer • 2 Scheiben Vollkornknäckebrot

Für 1 Portion
Pro Portion 215 kcal, 5 g F, 20 g KH, 12 g E

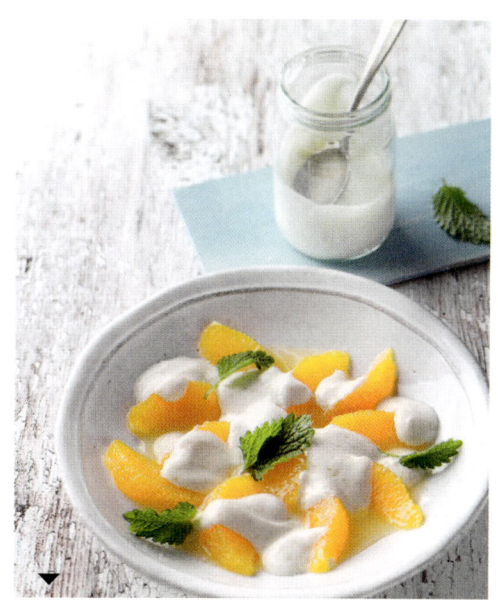

1. Den Frischkäse in eine Schüssel geben. Dann die Milch und das Magermilchpulver hinzugeben und alles vorsichtig zu einer glatten Creme verrühren.
2. Die Möhren schälen, fein raspeln und unter den Frischkäse mengen.
3. Den Möhrenfrischkäse mit den gehackten Gartenkräutern vermischen.
4. Zum Schluss den Frischkäse nach Bedarf mit Salz und Pfeffer abschmecken und auf den Knäckebroten verteilen.

1. Orangen so schälen, dass auch die weiße Innenhaut entfernt wird. Die Fruchtfilets mit einem spitzen Messer aus den Trennhäutchen lösen. In einer Dessertschale mit dem Orangenlikör vermengen und 15 Minuten ziehen lassen.
2. Rohrzucker unter den Joghurt rühren und diesen über die Orangenfilets träufeln. Mit Zitronenmelisse garnieren.

ORANGEN-JOGHURT

2 Orangen • 1 EL Orangenlikör • 1 TL grober Rohrzucker • ½ Becher fettarmer Biojoghurt (ca. 60 g) • 1 Blättchen Zitronenmelisse

Für 1 Portion
Pro Portion 222 kcal, 0,7 g F, 44 g KH, 6 g E

ORANGEN-, ZITRONEN- ODER LIMETTENSIRUP

Für die alkoholfreie Variante verwenden Sie je nach Vorliebe statt des Orangenlikörs einen Teelöffel Orangen-, Zitronen- oder Limettensirup.

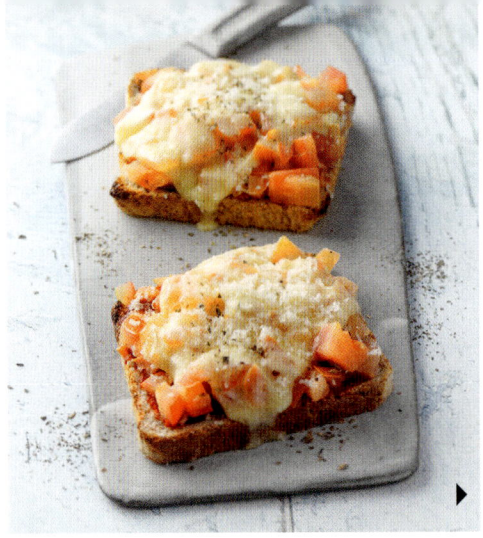

TOMATENTRUNK

200 g reife Tomaten • 1 TL gehackter Liebstöckel • 6 Eiswürfel • 2 Prisen feines Meersalz • frisch gemahlener Pfeffer

Für 1 Portion
Pro Portion 34 kcal, 0,4 g F, 5 g KH, 2 g E

1. Tomaten in heißes Wasser tauchen, häuten, entkernen und würfeln.
2. Die Tomatenwürfel zusammen mit gehacktem Liebstöckel und Eiswürfeln mit einem Stabmixer pürieren.
3. Mit Salz und Pfeffer abschmecken und eiskalt servieren.

VOLLKORNSANDWICHES »MARGHERITA«

4 Scheiben Vollkorntoast (etwa 100 g) • 2 EL pürierte Tomaten • 1 Tomate (etwa 75 g) • 4 Scheiben mittelalter Gouda (etwa 100 g) • 2 Prisen Oregano • 1 EL geriebener Parmesan

Für 1 Portion
Pro Portion 615 kcal, 30 g F, 47 g KH, 39 g E

1. Den Backofen auf 220 Grad vorheizen. Die Vollkorntoasts von beiden Seiten kurz auf niedriger Stufe antoasten.
2. Die Toastscheiben gleichmäßig mit den pürierten Tomaten bestreichen.
3. Die Tomate waschen, vierteln, entkernen und in sehr kleine Würfel schneiden. Auf den Broten verteilen und jede Scheibe mit Gouda belegen.
4. Toasts im heißen Ofen etwa 5 Minuten backen, bis der Käse zerlaufen ist. Herausnehmen und mit Oregano und Parmesan bestreuen.

GANZ NACH GESCHMACK

Kreieren Sie Ihre Vollkornsandwiches ganz nach Geschmack: Ananas, Rucola, Meeresfrüchte, Paprika, Champignons und vieles mehr eignen sich vorzüglich als Belag und sorgen dafür, dass es nie eintönig wird. Wenn Sie statt Oregano Basilikum verwenden, wird der Geschmack etwas milder. Anstelle der pürierten Tomaten können Sie auch Tomatensaft auf die Toastscheiben streichen.

TRAUBEN-APFEL-TELLER

*1 Apfel (z. B. Red Delicious) • 1 – 2 EL Zitronensaft •
125 g Weintrauben • 1 EL Apfelsaft • 1 Prise gemahlener Rohrzucker • 1 knapper TL Zimt • 1 EL hal-
bierte Walnusskerne*

*Für 1 Portion
Pro Portion 230 kcal, 8 g F, 37 g KH, 3 g E*

1. Den Apfel waschen (nicht schälen), das
   Kerngehäuse ausstechen und das Fruchtfleisch in dünne Scheiben schneiden. Die
   Apfelscheiben mit etwas Zitronensaft
   benetzen.
2. Die Weintrauben waschen, trocken tupfen
   und von den Stängeln zupfen. Längs halbieren und die Kerne herauslösen.
3. Restlichen Zitronensaft mit Apfelsaft, Rohrzucker und etwas Zimt in einer Schüssel
   verrühren. Weintrauben darin rundum
   wenden.
4. Die Apfelscheiben auf einem Teller anrichten. Mit Weintrauben und Walnusskernen
   garnieren.

PUMPERNICKELBURGER

*1 Radieschen • 2 Scheiben Vollkorntoast •
50 g fettarmer Frischkäse • 1 Prise Kümmel •
½ TL Schnittlauchröllchen • 1 Scheibe mittelalter
Gouda • 1 Scheibe Pumpernickel (etwa 35 g) • etwas
mittelscharfer Senf • 1 Scheibe luftgetrockneter Rohschinken (etwa 10 g)*

*Für 1 Portion
Pro Portion 356 kcal, 12 g F, 41 g KH, 20 g E*

1. Radieschen waschen, putzen und in feine
   Scheiben schneiden.
2. Die Vollkorntoasts rösten. Eine Scheibe
   dünn mit Frischkäse bestreichen und mit
   Kümmel und Schnittlauchröllchen bestreu-
   en. Mit den fein geschnittenen Radie-
   schenscheiben belegen; dann den Gouda
   auflegen.
3. Die Pumpernickelscheibe mit Senf bestreichen, den luftgetrockneten Schinken darauflegen und auf den belegten Toast setzen.
4. Zum Schluss die zweite Scheibe Vollkorntoast darauflegen. Den Pumpernickelburger vorsichtig mit einem scharfen Messer
   vierteln und servieren (oder bei Bedarf
   einpacken).

ALS SNACK FÜRS BÜRO

Die Pumpernickelburger lassen sich
gut vorbereiten und in einer ver-
schließbaren Dose ins Büro oder auf
einen Ausflug mitnehmen. So haben
Sie immer eine Reserve für den kleinen Hunger, da Pumpernickel ein
sehr guter Energielieferant ist.
Abends sollten Sie Pumpernickel
eher meiden, da die vom Körper
nicht verbrauchte Energie sonst
schnell in Fett verwandelt wird.

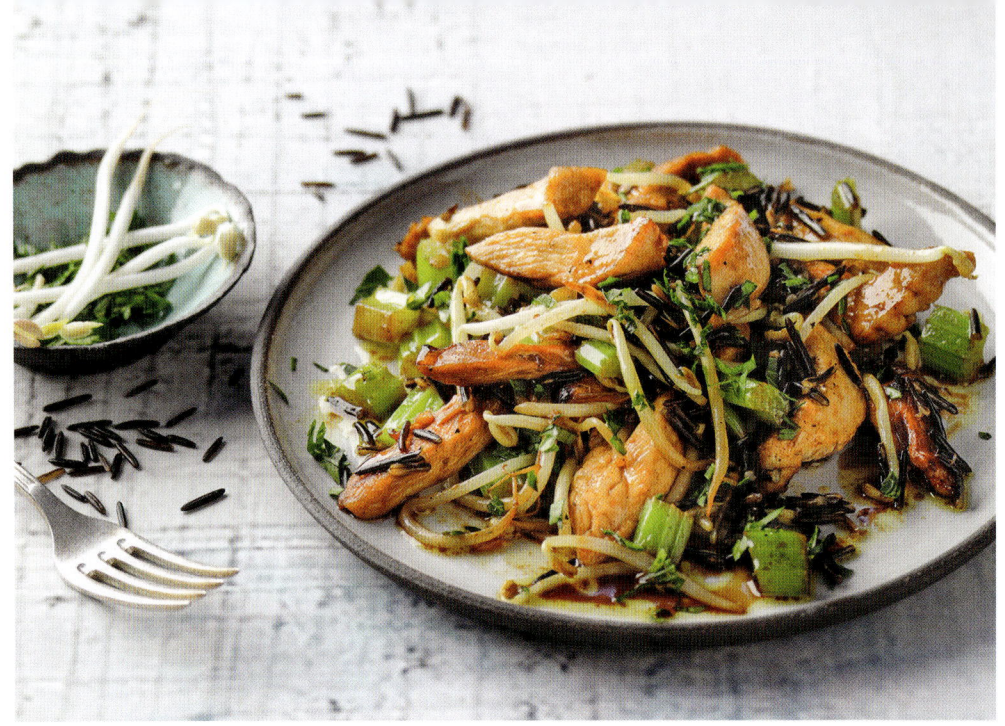

FLEISCH- UND FISCHGERICHTE

Für die Mittagszeit empfehlen Ernährungswissenschaftler eine ausgewogene Mischkost:
Frisches Gemüse oder Salat sollten den
Hauptanteil bilden, Fleisch oder Fisch dagegen dienen als Beilage – ebenso wie Kartoffeln, Vollkornnudeln oder Wildreis. Das gilt
auch dann, wenn Sie Ihre warme Mahlzeit bevorzugt am Abend zu sich nehmen. Entscheiden Sie sich beim Fleisch für fettarme Sorten
wie Kalbfleisch, Hühnchen- oder Putenfleisch;
sie haben weniger Kalorien als etwa Schwei-
nekotelett oder Frikadellen. Die Portionen
müssen nicht kleiner ausfallen und das
Bauchfett schmilzt trotzdem. Dreimal pro Woche sollten Sie ohnehin anstelle von Fleisch-
lieber Fischgerichten den Vorzug geben. Wie
abwechslungsreich und schmackhaft das sein
kann, zeigen die folgenden Rezepte.

ASIATISCHES HÄHNCHENBRUSTFILET

½ Tasse Wildreis • 1 Hähnchenbrustfilet • 100 g Sojasprossen • 1 Stange Staudensellerie • 1 haselnussgroßes Stück Ingwer • 2 TL Rapsöl • 1 kl. Knoblauchzehe • 2 EL frisch gepresster Orangensaft • 1 TL Ahornsirup • Meersalz • gemahlener Pfeffer • 2 Msp. Currypulver • 1 TL gehackter Liebstöckel

Für 1 Portion
Pro Portion 680 kcal, 14 g F, 64 g KH, 62 g E

1. Wasser aufsetzen und den Wildreis nach Packungsanweisung darin kochen. Anschließend in einem Sieb abtropfen lassen.
2. Hähnchenbrustfilet unter kaltem Wasser abbrausen, mit Küchenkrepp trocken tupfen und in 2 cm breite Streifen schneiden.
3. Sojasprossen waschen, abtropfen lassen. Staudensellerie waschen, putzen, in Würfel schneiden. Ingwer schälen, fein hacken.
4. Rapsöl in einer Pfanne erhitzen und Hähnchenbruststreifen von allen Seiten anbraten. Wenn sich das Fleisch mit der Gabel nur noch wenig eindrücken lässt, aus der Pfanne nehmen und warm halten.
5. Knoblauch schälen, ins Bratöl pressen. Fein gehackten Ingwer hinzufügen und beides 3 Minuten lang dünsten. Mit Orangensaft ablöschen, Ahornsirup zugeben und alles etwa 2 Minuten eindicken lassen.
6. Nun Staudensellerie und Sojasprossen in die Pfanne geben und unter gelegentlichem Rühren bei schwacher Hitze 3–5 Minuten bissfest garen. Nach Geschmack mit Salz, Pfeffer und Currypulver würzen. Den Wildreis untermengen und alles mit gehacktem Liebstöckel bestreuen.
7. Reis-Gemüse-Pfanne mit den Hähnchenstreifen auf einem Teller anrichten und servieren (siehe Foto Seite 86).

HÄHNCHEN IN WEIN-SAUCE

1 Hähnchenbrustfilet • ⅛ l trockener Weißwein • Meersalz • frisch gemahlener Pfeffer • ½ Becher Schmand • 1 EL getrocknete Kräuter der Provence

Für 1 Portion
Pro Portion 523 kcal, 24 g F, 6 g KH, 55 g E

1. Das Hähnchenbrustfilet, vollständig mit Weißwein bedeckt, vor dem Kochen mindestens 12 Stunden in einer Schüssel ziehen lassen.
2. Den Römertopf wässern. Den Backofen auf 200 Grad vorheizen.
3. Das Hähnchenbrustfilet aus dem Wein nehmen, von allen Seiten mit Salz und Pfeffer würzen, in den Römertopf legen und wieder mit dem Weißwein begießen. Schmand mit getrockneten Kräutern der Provence sowie Salz und Pfeffer würzen und ebenfalls in den Römertopf geben. Den Deckel schließen und alles für ca. 1 Stunde in den heißen Ofen schieben.

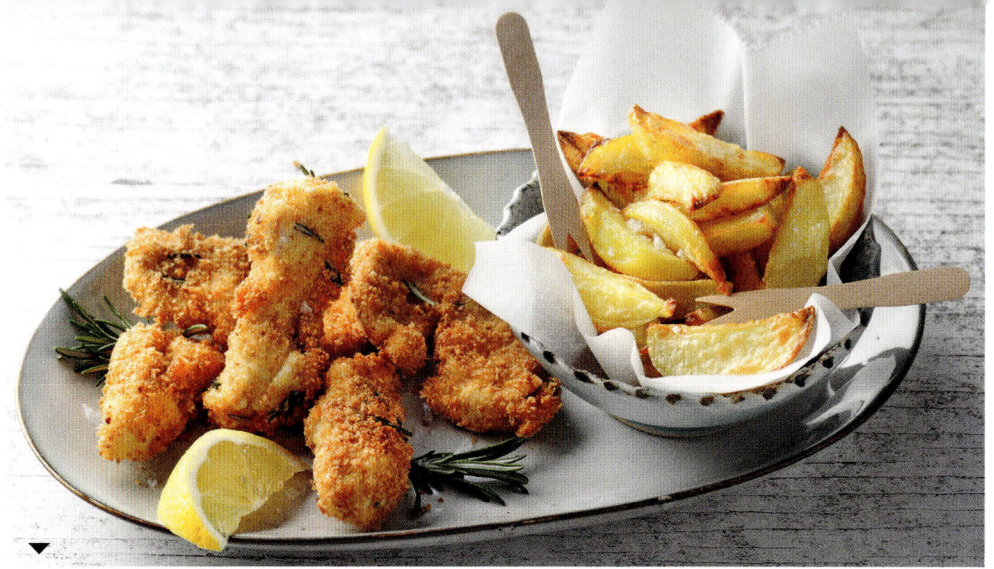

CHICKEN-NUGGETS

1 Hähnchenbrustfilet (etwa 200 g) • 200 g fest-
kochende Kartoffeln • 3 EL Rapsöl • 1 Ei •
3 EL Vollkornpaniermehl • 2 TL Vollkornmehl •
1 Rosmarinzweig • Meersalz • frisch gemahlener
Pfeffer • 1 Msp. geriebene Muskatnuss • ½ Zitrone

Für 1 Portion
Pro Portion 952 kcal, 39 g F, 88 g KH, 63 g E

1. Den Backofen auf 160 Grad vorheizen. Das Hähnchenbrustfilet unter kaltem Wasser gründlich abwaschen, mit Küchenkrepp sorgfältig trocken tupfen und in ca. 2 cm breite Streifen schneiden.
2. Die Kartoffeln schälen und der Länge nach achteln. 1 EL Rapsöl in eine Schüssel geben. Die Kartoffelstücke darin schwenken.
3. Ein Backblech mit Backpapier auslegen, die Kartoffelstücke gleichmäßig darauf ver-

teilen und im heißen Ofen 35–40 Minuten backen. Dabei 1- bis 2-mal wenden.
4. Etwa 10 Minuten, bevor die Kartoffeln gar sind, das Ei in einer Schale verrühren. Paniermehl und Mehl ebenfalls in zwei Schalen füllen.
5. Den Rosmarinzweig waschen und halbieren. Von einer Hälfte die Nadeln abzupfen, im Mörser zerstoßen und mit Salz, Pfeffer und Muskatnuss vorsichtig unter das Mehl rühren.
6. Die Hähnchenstücke erst in Mehl, dann in Ei und zuletzt in Paniermehl wälzen.
7. Das restliche Öl in einer Pfanne erhitzen und die panierten Fleischstücke von beiden Seiten goldgelb braten (Druckprobe machen, ob das Fleisch noch saftig ist). Dann die Nuggets auf Küchenkrepp abtropfen lassen.
8. Die heißen Ofenkartoffeln auf einen vorgewärmten Teller geben; leicht salzen. Die

Chicken-Nuggets dazugeben. Mit dem restlichen Rosmarin und mit Zitronenschnitzen garnieren.

VARIANTE

Wenn Sie auf Rosmarin und Muskat verzichten und das Hähnchen durch Fischfilet ersetzen, erhalten Sie eine gesunde Alternative, die auch Kindern schmeckt.

COQ AU VIN

4 Champignons (etwa 60 g) • 1 kleine Kartoffel (etwa 30 g) • 2 Schalotten • 1 Hähnchenbrustfilet (etwa 200 g) • 1 EL Rapsöl • 1 EL Sherry • 1 Tasse trockener Rotwein • 1 Lorbeerblatt • 1 Thymianzweig • 2 Scheiben luftgetrockneter Rohschinken (etwa 20 g) • Meersalz • frisch gemahlener Pfeffer • 1 kleine Knoblauchzehe

Zutaten für 1 Portion
Pro Portion 614 kcal, 13 g F, 15 g KH, 51 g E

1. Champignons putzen, eventuell kurz abbrausen und je nach Größe halbieren oder vierteln. Kartoffel schälen und in Würfel schneiden. Schalotten ebenfalls schälen und fein würfeln.
2. Das Hähnchenbrustfilet kalt abbrausen und anschließend mit Küchenkrepp trocken tupfen. Rapsöl in einem Topf erhitzen und das Hähnchenbrustfilet von allen Seiten darin gut anbraten; dann aus dem Topf nehmen.

3. Schalotten im Bratensud langsam glasig schwitzen. Erst mit Sherry, dann mit Rotwein ablöschen.
4. Die angebratene Hähnchenbrust vierteln und zurück in den Sud legen. Lorbeerblatt, Thymian und gewürfelten Schinken zugeben; salzen und pfeffern. Bei geschlossenem Deckel etwa 35 Minuten leise köcheln lassen.
5. Währenddessen die Kartoffeln in wenig Salzwasser etwa 5 Minuten weich garen.
6. Das Fleisch aus dem Topf nehmen und warm stellen. Den Sud durch ein Sieb in eine Schüssel füllen und mit den gegarten Kartoffelstücken kurz pürieren. Wenn die Sauce zu dick ist, etwas Wasser zugeben.
7. Den Knoblauch schälen und in hauchdünne Scheiben schneiden. Zusammen mit dem Fleisch und den Champignons in die Sauce geben und alles in einem Topf nochmals 4–5 Minuten lang garen.

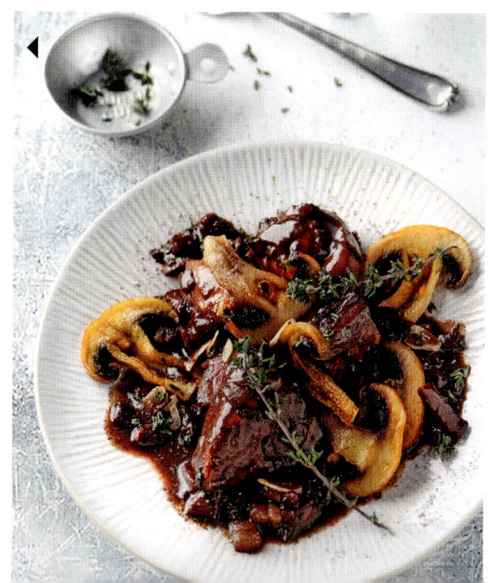

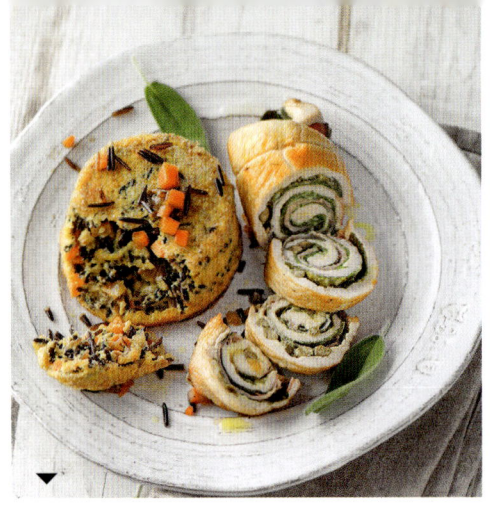

PUTENROULADEN

*50 g frischer Spinat • 1 kleine Schalotte • 1 EL ge-
hackte Möhre (ca. 10 g) • 1 Putenschnitzel (etwa
200 g) • Meersalz • frisch gemahlener Pfeffer •
1 TL scharfer Senf • 1 TL gehackte Kapern • 1 sehr
dünne Scheibe luftgetrockneter Rohschinken • 2 Salbeiblätter • 1 EL Raps-öl • 1 Tasse Wildreis •
½ TL Vollkornpaniermehl • 1 kleines Ei • 1 Tasse
Geflügelfond oder Gemüsebrühe*

*Für 1 Portion
Pro Portion 774 kcal, 20 g F, 85 g KH, 67 g E*

1. Spinat sorgfältig waschen und verlesen.
   Schalotte und Möhre schälen und fein
   hacken. Den Backofen auf 160 Grad vorheizen.
2. Putenschnitzel unter kaltem Wasser waschen und mit Küchenkrepp trocken tupfen. Mit einem großen, scharfen Messer
   waagrecht aufschneiden, sodass sich
   2 dünne Schnitzel ergeben. Beide auf einer

Seite salzen, pfeffern und dünn mit Senf
bestreichen. Kapern und Spinat gleichmäßig darauf verteilen. Je ½ Schinkenscheibe
und 1 Salbeiblatt darauflegen. Die Schnitzel sorgsam zu Rouladen rollen und mit
Zahnstochern oder Küchengarn fixieren.
3. Die Schalottenwürfel in einem Topf mit
   ½ TL Rapsöl anschwitzen. So viel Wasser
   angießen, wie zum Garen der Reismenge
   nötig ist. Dann den Wildreis hineingeben
   und nach Packungsanleitung garen. Nach
   ca. 12 Minuten die Möhrenwürfel hinzugeben.
4. Eine ausreichend große feuerfeste Schüssel (mindestens 200 ml Fassungsvermögen)
   mit wenig Rapsöl ausstreichen und mit Paniermehl bestäuben. Den Reis in die Form
   geben und für 2 Minuten in den heißen
   Ofen stellen. Währenddessen das Ei in einer kleinen Schüssel verquirlen. Die Form
   wieder aus dem Ofen nehmen und das Ei
   zügig unter den Reis mischen. Dann für
   weitere 3–5 Minuten in den Ofen schieben. Herausnehmen und den Reis auf einen flachen Teller stürzen und warm halten.
5. Das restliche Rapsöl in einem Topf erhitzen
   und die Putenschnitzel darin rundherum
   goldbraun anbraten. Die Hitze reduzieren
   und das Bratgut immer wieder mit Geflügelfond oder Gemüsebrühe sparsam ablöschen (die Flüssigkeit sollte nicht kochen).
   Die Rouladen je nach Dicke 15–25 Minuten garen. Bei Bedarf etwas Mineralwasser
   oder Weißwein angießen.

6. Die Rouladen sind fertig, wenn sie sich nur noch wenig, aber spürbar eindrücken lassen. Dann neben dem Wildreis auf dem Teller anrichten und sofort servieren.

WESTERN-HACKTOPF

50 g rote Linsen • 125 g festkochende Kartoffeln • 1 Schalotte • ½ Porreestange • 1 EL Rapsöl • 1 Prise gemahlener Rohrzucker • 125 g mageres Rinderhackfleisch • 1 geh. TL Tomatenmark • 250 ml Gemüsebrühe • 1 EL gehackte Petersilie • 1 EL gehackter Liebstöckel • Meersalz • frisch gemahlener Pfeffer

Für 1 Portion
Pro Portion 548 kcal, 29 g F, 32 g KH, 39 g E

1. Die Linsen waschen und abtropfen lassen.
2. Die Kartoffeln schälen und in 1 cm große Würfel schneiden, die Schalotte ebenfalls schälen und würfeln. Den Porree waschen, putzen und in feine Ringe schneiden.
3. In einer Pfanne das Öl erhitzen und die Schalottenwürfel darin glasig dünsten. Zucker zugeben und die Schalotten unter Rühren leicht karamellisieren.
4. Das Rinderhackfleisch zugeben und unter ständigem Rühren anbraten. Nach 5–7 Minuten das Tomatenmark unterrühren und mit der Gemüsebrühe ablöschen.
5. Die Kartoffelwürfel und die Linsen zum Hackfleisch hinzufügen und alles bei geschlossenem Deckel und mittlerer Temperatur weitere 10 Minuten garen lassen.
6. Porree sowie gehackte Petersilie und Liebstöckel zugeben, die Hitze reduzieren und alles nochmals 3–5 Minuten ziehen lassen. Mit Salz und Pfeffer abschmecken.

MIT LAMMFLEISCH

Noch deftiger wird der Westerntopf, wenn Sie statt Rinderhack gehacktes Lammfleisch verwenden und einige grüne Pfefferkörner zugeben.

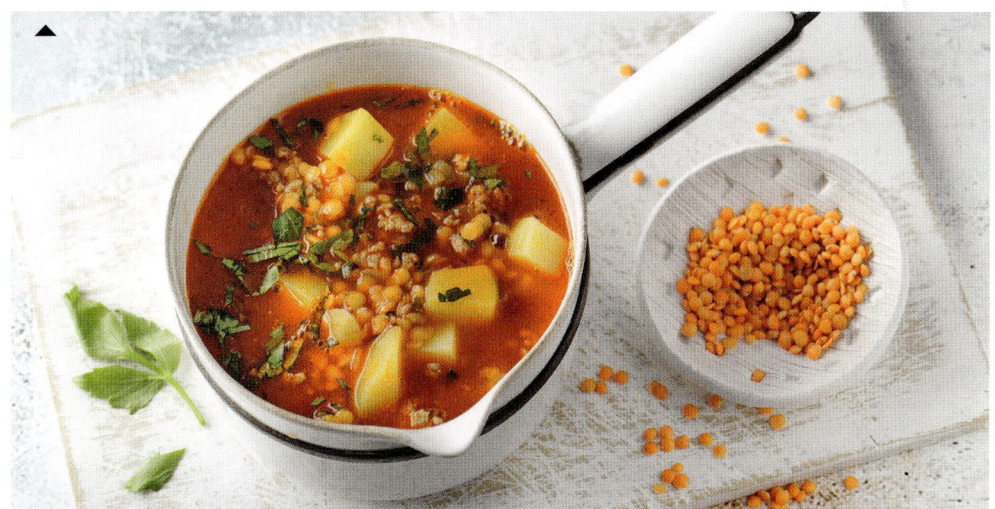

KALBSGESCHNETZELTES MIT DINKEL-PENNE

1 Kalbsschnitzel (etwa 175 g) • 1 sehr dünne Scheibe luftgetrockneter Rohschinken • 1 Tasse trockener Weißwein (100 ml) • 1 kleine Kartoffel (etwa 30 g) • 1 kleine Zwiebel (etwa 25 g) • 1 Stück Sellerie-knolle (etwa 15 g) • Meersalz • ½ TL mittelscharfer Senf • 1 EL Rapsöl • 1 Lorbeerblatt • 75 g Din-kel-Penne • frisch gemahlener Pfeffer • ½ TL Schnittlauchröllchen

Für 1 Portion
Pro Portion 664 kcal, 14 g F, 62 g KH, 49 g E

1. Das Kalbsschnitzel in etwa 1 cm breite und 5 cm lange Streifen schneiden. Zusammen mit dem rohen Schinken in eine Schüssel geben, mit Weißwein bedecken und über Nacht im Kühlschrank ziehen lassen.
2. Am nächsten Tag die Kartoffel und die Zwiebel schälen und den Sellerie waschen. Alles in kleine Würfel schneiden und in we-nig Salzwasser weich garen. Zusammen mit dem Senf mit dem Stabmixer pürieren.
3. Die Fleischstreifen abtropfen lassen und mit Küchenkrepp trocken tupfen. In einem großen Topf das Rapsöl erhitzen und die Fleischstreifen darin anbraten. Immer wie-der mit dem Weinsud ablöschen. Lorbeer-blatt und Schinken zugeben, die Hitze re-duzieren und alles bei geschlossenem Deckel etwa 20 Minuten garen. Gegebe-nenfalls noch Wein oder Wasser zufügen.
4. Dinkel-Penne nach Anleitung kochen.
5. Das pürierte Gemüse zum Fleisch geben, um die Sauce zu binden. Mit Salz und Pfef-fer abschmecken.
6. Dinkel-Penne kurz unter kaltem Wasser abschrecken, abtropfen lassen und auf ei-nen Teller geben. Schinken aus dem Topf entfernen, Geschnetzeltes auf den Penne verteilen und mit Schnittlauchröllchen garnieren.

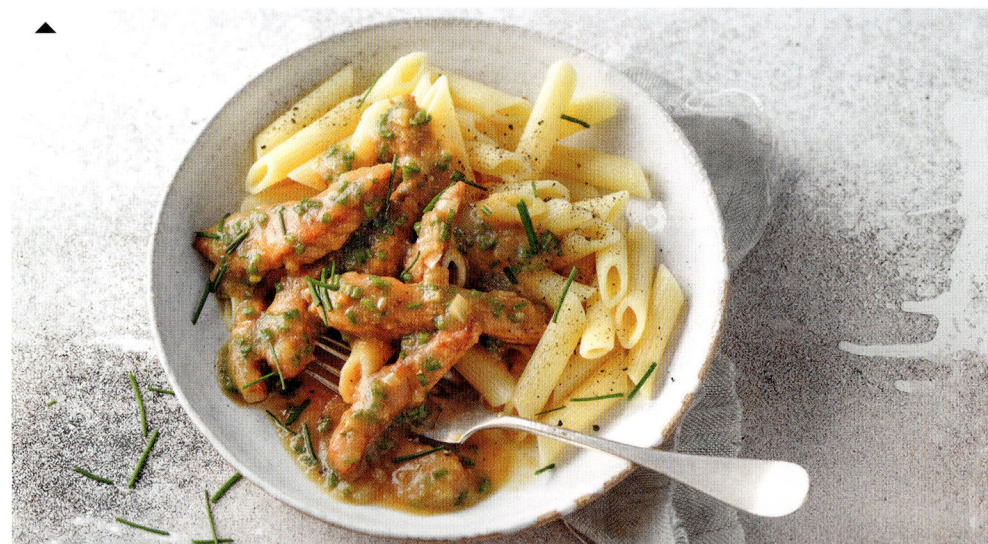

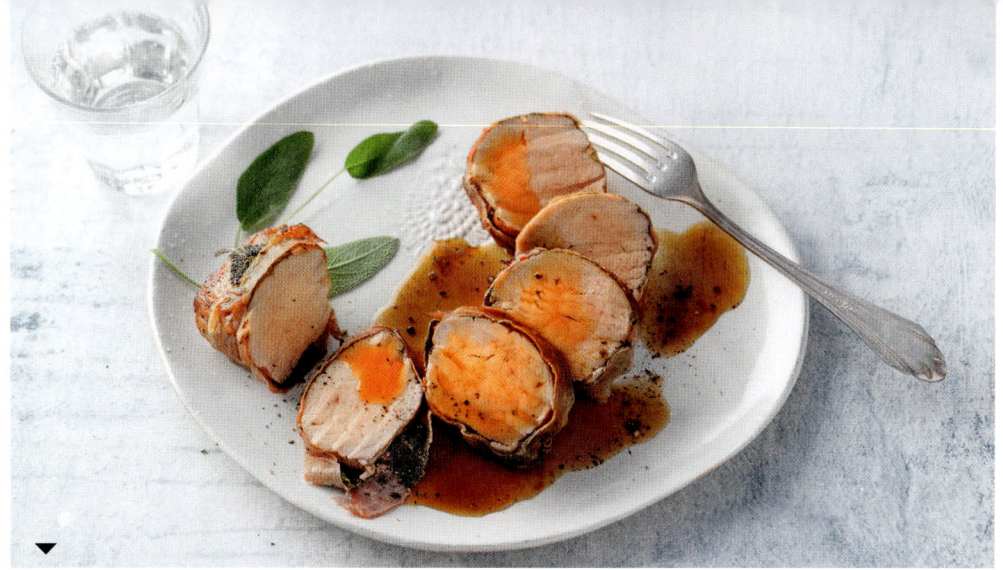

SCHWEINEFILET ALLA SALTIMBOCCA

*Je 1 TL Raps- und Olivenöl • 200 g Schweine-
filet • Meersalz • frisch gemahlener Pfeffer • 4 frische Salbeiblätter • 20 g luftgetrockneter Rohschinken (1 große Scheibe) • ½ Tasse trockener Weißwein*

Für 1 Portion
Pro Portion 366 kcal, 15 g F, 0 g KH, 47 g E

1. Beide Öle in einer Pfanne erhitzen und das
   Schweinefilet im Ganzen darin rundherum
   anbraten. Wenn sich die Poren durch die
   Bräunung geschlossen haben, das Fleisch
   herausnehmen, leicht salzen und pfeffern.
   Die Salbeiblätter auf das Fleisch legen und
   mit der Schinkenscheibe umwickeln; mit
   Zahnstochern fixieren.
2. Das umwickelte Fleisch wieder in die heiße
   Pfanne zurückgeben und bei mittlerer Hitze in etwa 5–8 Minuten fertig garen; es
   sollte innen noch saftig sein (machen Sie
   die Gabelprobe).
3. Das Fleisch aus der Pfanne nehmen und im
   Backofen (bei ca. 100 Grad) warm halten.
   Den Bratensatz mit Weißwein ablöschen
   und die Sauce 1–2 Minuten eindicken lassen. Das Fleisch in Scheiben schneiden,
   auf einem vorgewärmten Teller anrichten
   und mit Sauce beträufeln.

FINGERFOOD

Das klassische Saltimbocca der rö-
mischen Küche wird mit hauchdünn
geklopften (nur etwa einen halben
Zentimeter dicken) Kalbsschnitzeln
und Parmaschinken zubereitet. In
kleine Portionen angerichtet eignet
es sich warm und kalt sehr gut als
Fingerfood.

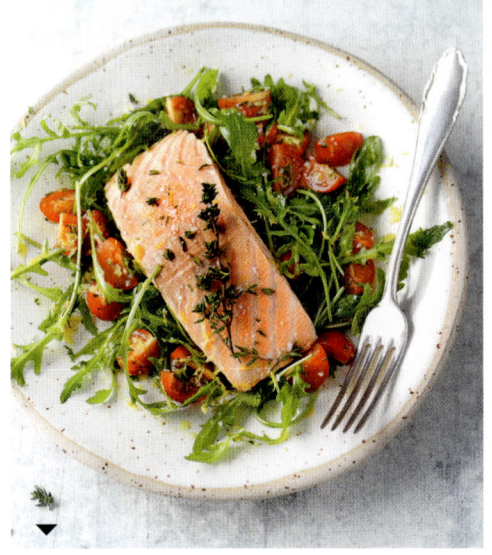

LACHSFILET MIT RUCOLA

1 Lachsfilet (etwa 150 g) • 2 EL Rapsöl • ½ TL Meersalz • frisch gemahlener Pfeffer • 1 Msp. Korianderpulver • 50 g Rucola • 6 Cherrytomaten • 75 ml Weißwein • 1 Thymianzweig • 1 Lorbeerblatt • 1 EL Zitronensaft • ½ TL abgeriebene Schale einer unbehandelten Zitrone • 1 Msp. gemahlener Rohrzucker • 1 TL gehackter Dill • 1 TL gehackte Petersilie

Für 1 Portion
Pro Portion 595 kcal, 44 g F, 3 g KH, 33 g E

Für dieses Rezept benötigen Sie einen Topf mit Siebeinsatz.

1. Das Lachsfilet mit kaltem Wasser abbrausen, anschließend mit Küchenkrepp wieder trocken tupfen und von allen Seiten gleichmäßig mit etwas Rapsöl einpinseln. In einer Schale Salz, Pfeffer und Koriander vermischen und das Lachsfilet darin wenden.
2. Rucola waschen, verlesen, trocken schleudern und in eine Salatschüssel geben. Cherrytomaten waschen und vierteln.
3. Den Weißwein mit dem Thymianzweig und dem Lorbeerblatt in einen Topf geben. Das Lachsfilet im Siebeinsatz in den Topf geben und bei geschlossenem Deckel 5–8 Minuten garen.
4. Für die Vinaigrette Zitronensaft und -schale, restliches Rapsöl, Zucker und gehackte Kräuter gut verrühren; nach Geschmack salzen.
5. Cherrytomaten und Kräutervinaigrette unter den Rucola heben. 1 TL Vinaigrette aufheben.
6. Den Lachs vorsichtig aus dem Sieb nehmen und mit dem Salat auf dem Teller anrichten. Die restliche Vinaigrette mit 1 EL Weinsud vermischen und über das Filet träufeln.

SCHMORGURKEN-TAGLIATELLE MIT LACHS

300 g Schmorgurken • 50 g Lachs • Meersalz • frisch gemahlener Pfeffer • 100 g Strauchtomaten • 1 kleine Schalotte • 125 g Tagliatelle (aus Vollkorn oder Hartweizengrieß) • 1 EL Rapsöl • 1 EL Weißwein • 1 EL Tomatenmark • 2 EL süße Sahne • 1 EL Dill

Für 1 Portion
Pro Portion 692 kcal, 26 g F, 81 g KH, 30 g E

1. Die Schmorgurken schälen, längs halbieren, entkernen und in etwa 2 cm dicke Scheiben schneiden. Lachsfilet waschen, mit Küchenkrepp trocken tupfen und in mundgerechte Stücke schneiden. Mit Salz und Pfeffer würzen.

2. Tomaten waschen und in Stücke schneiden. Schalotte schälen und fein würfeln.

3. Tagliatelle in reichlich Salzwasser »al dente« (bissfest) kochen.

4. Währenddessen das Rapsöl in einer Pfanne erhitzen und die Schmorgurken kurz darin anbraten (die Pfanne darf nicht zu heiß werden). Mit Weißwein ablöschen. Schalotten und Tomaten zugeben und einköcheln lassen. Etwas Wasser, Tomatenmark und Sahne einrühren. Lachswürfel zufügen und alles weitere 5–7 Minuten sanft köcheln lassen, bis der Lachs gar ist. Mit Salz und Pfeffer abschmecken.

5. Tagliatelle auf einen Teller geben und die Lachssauce darüber verteilen. Mit gehacktem Dill garnieren.

GEBRATENER BARSCH

1 küchenfertiger Barsch (etwa 200 g) • Meersalz • frisch gemahlener Pfeffer • 1 EL Vollkornmehl • 1 gehäufter EL Vollkornpaniermehl • 2 EL Rapsöl • 1 TL Butter • ½ unbehandelte Zitrone

Für 1 Portion
Pro Portion 523 kcal, 27 g F, 28 g KH, 42 g E

1. Den Barsch gründlich mit kaltem Wasser abwaschen und mit Küchenkrepp trocken tupfen. Von innen und außen salzen und pfeffern.

2. Mehl mit Paniermehl vermengen und den Fisch sorgfältig darin wälzen.

3. In einer Pfanne das Öl erhitzen und den panierten Fisch von jeder Seite 5 Minuten braten.

4. Auf einen vorgewärmten Teller geben und mit Butterflöckchen sowie hauchdünnen Zitronenscheiben garnieren.

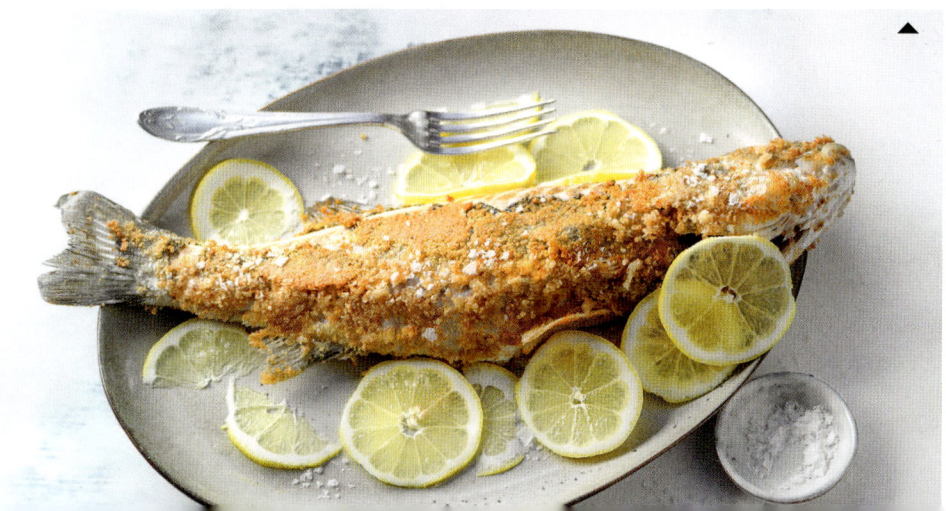

DILLMAKRELE

1 Makrele (ca. 250 g) • ½ Kohlrabi (ca. 100 g) •
100 g Blumenkohl • 100 g Brokkoli • 1 EL Rapsöl •
1 EL Zitronensaft • 4 EL fettarmer Joghurt •
1 EL mittelscharfer Senf • 1 EL gehackter Dill •
Meersalz • Cayennepfeffer • frisch gemahlener
Pfeffer

Für 1 Portion
Pro Portion 675 kcal, 42 g F, 14 g KH, 59 g E

1. Die Makrele mit kaltem Wasser abwaschen, mit Küchenkrepp vorsichtig trocken tupfen und filetieren.
2. Den Kohlrabi schälen und in Streifen von etwa 3 × 3 mm Querschnitt schneiden. Den Blumenkohl und den Brokkoli ebenfalls waschen und in gleich große Röschen teilen.
3. In einer Pfanne 1 TL Rapsöl erhitzen und das Gemüse bei mittlerer Hitze und geschlossenem Deckel etwa 5 Minuten dünsten.
4. Das Makrelenfilet auf das Gemüse geben und mit Zitronensaft beträufeln. Bei geschlossenem Deckel weitere 4–5 Minuten garen lassen.
5. Joghurt, restliches Öl, Senf und gehackten Dill (zuvor ein paar Zweiglein für die Garnitur beiseite stellen) verrühren. Mit Salz und Cayennepfeffer abschmecken.
6. Den Pfanneninhalt auf einen vorgewärmten Teller geben; Makrele nach Geschmack salzen und pfeffern. Die Dill-Joghurt-Sauce auf dem Gemüse verteilen und alles mit dem restlichen Dill garnieren.

SCHELLFISCHTOPF MIT GURKE

100 g Schellfischfilet • 1 TL Zitronensaft • Meersalz • frisch gemahlener Pfeffer • ½ Salatgurke •
1 kleine Schalotte • 1 EL Rapsöl • 10 g Mehl •
⅛ l Gemüsebrühe • 2 EL Schmand oder Crème fraîche • 1 TL mittelscharfer Senf • 1 Prise gemahlener Rohrzucker • ½ Bund Dill

Für 1 Portion
Pro Portion 338 kcal, 20 g F, 13 g KH, 22 g E

1. Schellfischfilet kurz unter kaltem Wasser abbrausen, mit Küchenkepp trocken tupfen und in etwa 2 cm dicke Stücke schneiden. Mit Zitronensaft beträufeln, salzen und pfeffern.
2. Salatgurke schälen und der Länge nach halbieren. Mit einem Löffel die Kerne herausschaben. Die Gurkenhälfte in ca. 1 cm dicke Stücke schneiden. Schalotte schälen und fein würfeln.
3. Das Rapsöl in einer Pfanne nicht zu stark erhitzen und die Schalottenwürfelchen langsam darin anbraten. Die Gurkenstücke dazugeben und kurz dünsten, etwas einkochen lassen. Das Mehl darüberstäuben. Brühe und Schmand beziehungsweise Crème fraîche zugeben.

4. Wenn die Gurken weich sind (Gabelprobe), Senf unterrühren und alles mit Salz, Pfeffer und Zucker abschmecken. Schellfischstücke zufügen und das Ganze bei geschlossenem Deckel weitere 4 Minuten sanft köcheln lassen.

5. Den Dill abbrausen, trocken schwenken, fein hacken und unterrühren.

LACHS AM SPIESS

Je 1 rote und gelbe Paprikaschote (jeweils etwa 100 g) • 1 Knoblauchzehe • 2 Frühlingszwiebeln • 2 Scheiben Lachsfilet (etwa 200 g) • 2 EL Rapsöl • 1 EL Zitronensaft • ½ Tasse trockener Weißwein (50 ml) • 1 TL Ahornsirup • Salz • Pfeffer

Für 1 Portion
Pro Portion 772 kcal, 52 g F, 14 g KH, 46 g E

1. Die Paprikaschoten waschen und putzen, in ca. 2 cm breite Streifen schneiden, dann würfeln. Den Knoblauch schälen und in dünne Scheiben schneiden. Die Frühlingszwiebeln waschen, putzen und in feine Ringe schneiden.

2. Die Lachsfilets mit kaltem Wasser abwaschen, mit Küchenkrepp vorsichtig trocken tupfen, in mundgerechte Stücke schneiden und auf Holz- oder Schaschlikspieße stecken.

3. In einer Pfanne 1 EL Rapsöl erhitzen. Paprikawürfel und Knoblauch darin bei reduzierter Hitze und geschlossenem Deckel

4–5 Minuten dünsten. Zitronensaft mit Wein und Ahornsirup verrühren und zum Gemüse geben. Ohne Deckel etwa 5 Minuten einkochen lassen.

4. Kurz vor Ende der Garzeit die Frühlingszwiebelringe zugeben und den Topf von der Kochstelle nehmen.

5. In einer beschichteten Pfanne das restliche Öl erhitzen und die Lachsspieße von jeder Seite 3 Minuten darin braten. Salzen, pfeffern und mit dem Paprikagemüse anrichten.

DAZU SCHMECKT

Wildreis; sein nussiges Aroma passt besonders gut zum Lachs, außerdem ist er gesund.

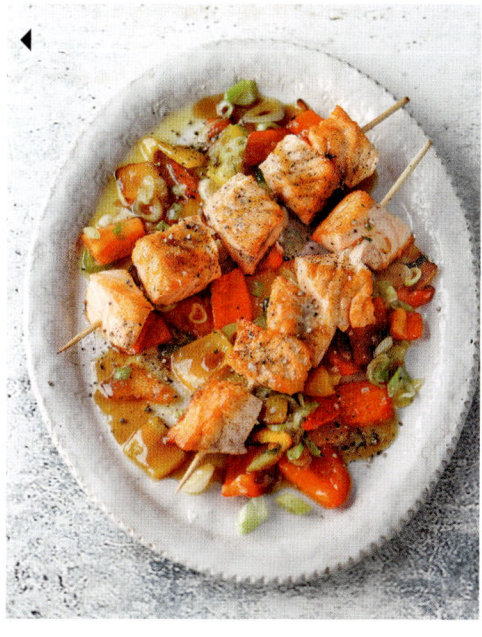

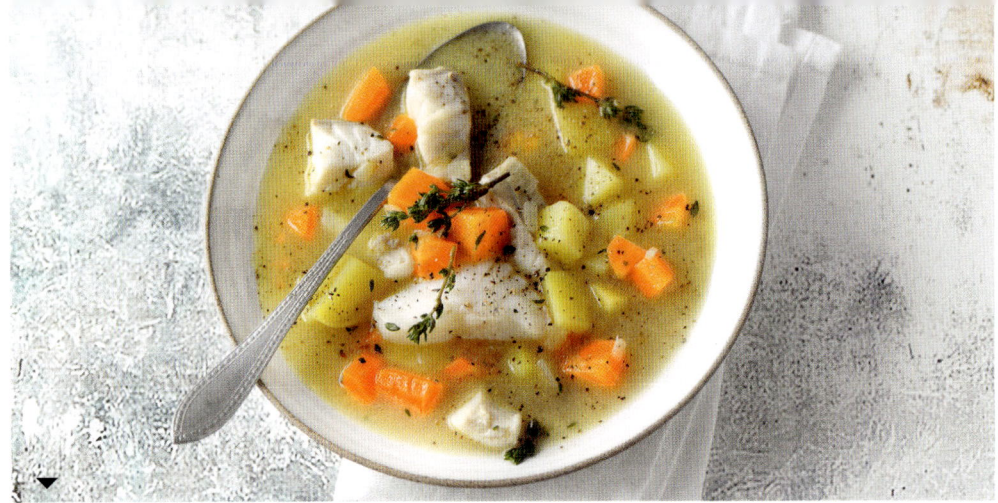

FRIESISCHE FISCHSUPPE

*100 g festkochende Kartoffeln • 1 Schalotte (etwa
25 g) • 50 g Möhren • 100 g grätenfreies Fischfilet
(z. B. Seehecht, Kabeljau) • 2 EL Rapsöl • 200 ml
Gemüsebrühe • 1 Thymianzweig • Meersalz • frisch
gemahlener Pfeffer*

Für 1 Portion
Pro Portion 373 kcal, 23 g F, 20 g KH, 21 g E

1. Kartoffeln, Schalotte und Möhre schälen
   und anschließend fein würfeln. Fisch in
   Würfel schneiden.
2. In einem Topf das Rapsöl erhitzen. Erst die
   Schalotten und Möhren anschwitzen, dann
   die Kartoffeln zugeben. Alles 8 – 10 Minuten braten.
3. Die Gemüsebrühe angießen. Zunächst die
   Fischstücke, dann die abgezupften Thymianblättchen zugeben. Salzen, pfeffern und
   den Fisch 5 – 7 Minuten bei schwacher Hitze garen.

FORELLE BLAU

*1 küchenfertige Forelle (etwa 250 g) • 40 g Sellerie-
knolle • ½ Möhre • 1 Schalotte • ½ Porreestange •
1 kleine Knoblauchzehe • 1 Tasse Weißwein
(100 ml) • 2 EL Weißweinessig • 2 Wacholderbeeren • 1 Lorbeerblatt • 3 schwarze Pfefferkörner •
1 Msp. gemahlener Rohrzucker • Meersalz •
1 TL Butter • 1 TL Rapsöl • frisch gemahlener Pfeffer • 1 EL gehackte Petersilie*

Für 1 Portion
Pro Portion 480 kcal, 16 g F, 8 g KH, 52 g E

1. Die Forelle von innen und außen unter kaltem Wasser abbrausen und mit Küchenkrepp vorsichtig trocken tupfen.
2. Sellerieknolle und Möhre schälen und in
   sehr feine Streifen schneiden. Schalotte
   schälen, Porree gründlich waschen und
   putzen; beide in schmale Ringe schneiden.
   Den Knoblauch ebenfalls schälen und fein
   hacken.

3. In einem Topf das klein geschnittene Gemüse mit Weißwein, Essig, Wacholderbeeren, Lorbeerblatt, Pfefferkörnern, Zucker und 1 Prise Meersalz zum Kochen bringen.

4. Die Hitze reduzieren, die Forelle in den leise köchelnden Sud legen und bei geschlossenem Deckel etwa 4 Minuten garen. Den Fisch wenden und weitere 4 Minuten garen.

5. In einer kleinen Pfanne die Butter zerlassen; das Rapsöl zugeben. Beides bei mittlerer Hitze unter Rühren erwärmen.

6. Forelle auf einen vorgewärmten Teller setzen. Gemüse abtropfen lassen und um den Fisch arrangieren. Nach Geschmack pfeffern, mit Butter-Öl-Mischung beträufeln und mit Petersilie garnieren.

DAZU SCHMECKT

Als Beilage zu den Fischgerichten passen Petersilienkartoffeln.

FENCHEL-ANIS-DORADE

1 Fenchelknolle (etwa 150 g) • 2 Thymianzweige •
4 Oliven (ohne Stein) • 1 Knoblauchzehe •
2 EL Rapsöl • Meersalz • frisch gemahlener Pfeffer •
1 Prise gemahlener Rohrzucker • ½ Tasse Weißwein
(60 ml) • 3 EL frisch gepresster Orangensaft •
1 Msp. Safranpulver • 1 küchenfertige Dorade (etwa
300 g) • ¼ TL Anissamen • 2 EL Zitronensaft

Für 1 Portion
Pro Portion 683 kcal, 40 g F, 13 g KH, 55 g E

1. Fenchel waschen und putzen. Fenchelgrün fein hacken und beiseitelegen. Fenchelknolle vierteln; ein Viertel in kleine Würfel schneiden. Thymianzweige waschen, Oliven vierteln. Knoblauch schälen und fein hacken. Dem Backofen auf 160 Grad vorheizen.

2. In einer Pfanne 2 TL Rapsöl erhitzen und die drei Fenchelviertel unter Wenden leicht bräunen lassen. Herausnehmen, salzen und pfeffern.

3. Knoblauch in die Pfanne geben und andünsten; mit Zucker karamellisieren. Mit einem Spritzer Wein ablöschen und die Hitze reduzieren.

4. Restlichen Wein, gebräunte Fenchelviertel, Orangensaft, Hälfte des Thymians und Safran zugeben. Alles 2–3 Minuten köcheln lassen.

5. Eine ofenfeste Form mit 1 TL Rapsöl ausstreichen. Fenchel und Sud gleichmäßig darin verteilen und im heißen Ofen etwa 20 Minuten garen. Dabei das Gemüse gelegentlich mit Flüssigkeit übergießen.

6. Dorade von innen und außen kalt abbrausen. Fenchelwürfel, Fenchelgrün, Oliven, Anis, restlichen Thymian, etwas Salz, Pfeffer und Zitronensaft vermengen. Den Fisch damit füllen.

7. Den Fisch mit dem restlichen Rapsöl bepinseln, außen salzen und pfeffern, auf das Fenchelbett legen und die Form für weitere 15–20 Minuten in den Ofen schieben.

HEILBUTT IN BUTTER-MILCH

*1 Tasse Buttermilch • ½ TL Vollkornmehl •
1 TL Tomatenmark • ½ TL gehackte Chilischote •
200 g Heilbutt • Meersalz • frisch gemahlener
Pfeffer • ½ TL Zitronensaft • 1 TL Butter*

Für 1 Portion
Pro Portion 309 kcal, 9 g F, 10 g KH, 46 g E

1. Buttermilch mit Mehl, Tomatenmark und gehacktem Chili glatt rühren.
2. Heilbutt kalt abbrausen, mit Küchenkrepp trocken tupfen, mit Salz und Pfeffer einreiben und mit Zitronensaft beträufeln.
3. Butter in kleinen Flöckchen in einen Topf geben und den Fisch darauflegen. Die Buttermilchmischung darübergießen und den Fisch bei geschlossenem Deckel 10–12 Minuten gar ziehen lassen. Vor dem Servieren mit Zitronensaft abschmecken.

ZUCCHINI-RÄUCHER-FORELLEN-PASTA

*250 g Zucchini • 125 g Tagliatelle (aus Hartweizen-
grieß oder Vollkorn) • Meersalz • 150 ml Fisch-
fond (ersatzweise Geflügelbrühe) • 75 g fettarmer
Frischkäse • 75 g geräuchertes Forellenfilet • 1 kleine
Knoblauchzehe • frisch gemahlener Pfeffer aus der
Mühle • 1 TL Schnittlauchröllchen*

Für 1 Portion
Pro Portion 575 kcal, 8 g F, 79 g KH, 45 g E

1. Die Zucchini waschen, putzen, in ca. 1 × 1 cm große Würfel schneiden und beiseitestellen.
2. Die Tagliatelle im Salzwasser »al dente« (bissfest) kochen.
3. In einem Topf den Fischfond zum Kochen bringen; den Frischkäse einrühren. Das geräucherte Forellenfilet in kleinen Stücken zugeben. Sobald sie weich sind, den Topf

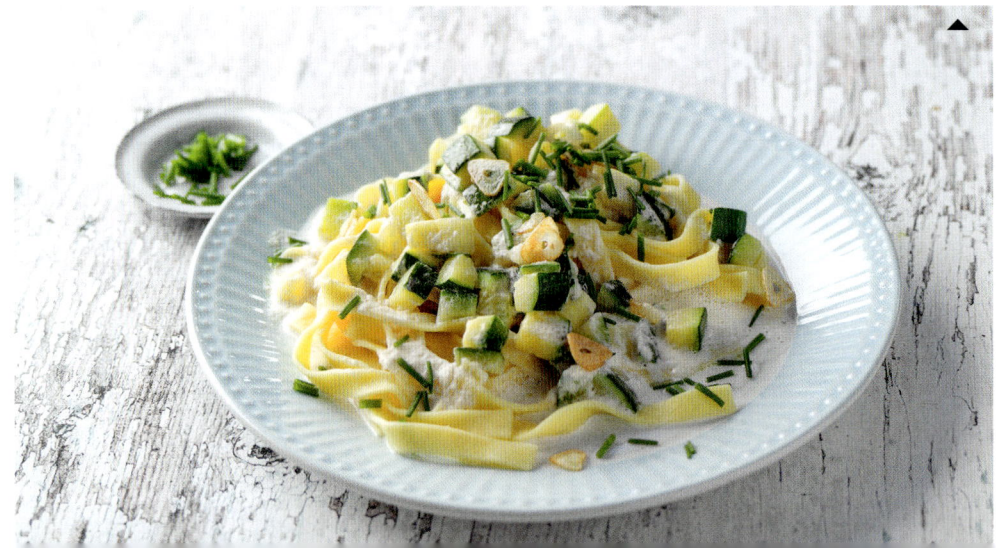

vom Herd nehmen und alles mit dem Stabmixer pürieren.

4. Den Topf mit dem pürierten Fisch wieder
   auf die Herdplatte stellen, die Zucchiniwür-
   fel vorsichtig untermengen und bei schwacher Hitze und geschlossenem Deckel bissfest garen.

5. Tagliatelle durch ein Sieb abgießen, abtropfen lassen und unter die Sauce mischen. Knoblauch schälen, in hauchdünne
   Scheiben schneiden und unter die Räu-
   cherfischnudeln heben. Alles mit Salz und
   Pfeffer abschmecken und mit Schnittlauchröllchen garniert servieren.

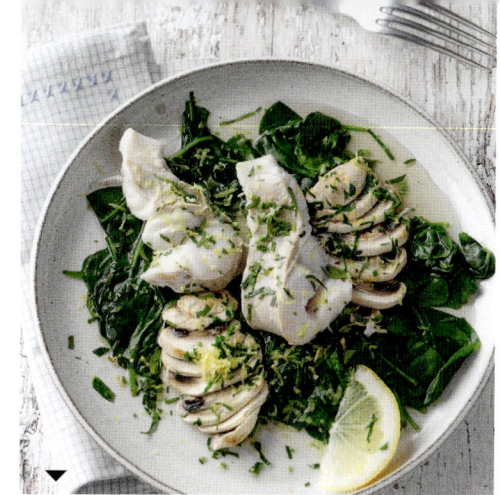

ZITRONENSEELACHS

250 g Seelachsfilet • 125 g Blattspinat •
50 g Champignons • ½ unbehandelte Zitrone •
1 TL gehackte Petersilie • 1 TL Traubenkernöl •
Meersalz • frisch gemahlener Pfeffer

Für 1 Portion
Pro Portion 413 kcal, 23 g F, 3 g KH, 47 g E

Für dieses Rezept benötigen Sie einen Topf
mit Siebeinsatz.

1. Seelachsfilet unter kaltem Wasser sorgfältig abwaschen, mit Küchenkrepp trocken
   tupfen und in etwa 3 cm breite Streifen
   schneiden.

2. Den Blattspinat sorgfältig wässern, verlesen und grob hacken.

3. Die Champignons putzen. Die Stiele abschneiden und die Köpfe feinblättrig
   schneiden.

4. Die Zitrone waschen. Die Schale abreiben
   und den Saft auspressen. Gehackte Petersilie mit der Zitronenschale vermengen.

5. Den Zitronensaft mit ½ Tasse Wasser
   (60 ml) in einen kleinen Topf geben. Einen
   Siebeinsatz hineinstellen. Erst den Spinat,
   dann die Pilze einschichten.

6. Die Fischstreifen auf das Spinat-Pilz-Bett
   legen, mit Petersilie-Zitronenschalen-Mix
   bestreuen und mit dem Traubenkernöl
   beträufeln.

7. Das Zitronenwasser zum Kochen bringen
   und den Fisch auf dem Gemüsebett über
   dem heißen Dampf bei geschlossenem
   Deckel ca. 5 Minuten garen.

8. Den Zitronenseelachs mit Gemüse auf einem vorgewärmten Teller anrichten; nach
   Geschmack salzen und pfeffern.

9. Eventuell 1 – 2 EL Zitronenwasser über den
   Fisch träufeln.

FISCH-RISOTTO

150 g Seehechtfilet • 1 Tasse Wildreis • je 75 g Brok-
koli und Blumenkohl • 1 kleine Möhre (etwa 60 g) •
1 Stängel Staudensellerie (etwa 40 g) • Meersalz •
1 mittelgroße Tomate (etwa 75 g) • 1 kleine Knob-
lauchzehe • 2 EL Rapsöl • 2 EL trockener Weiß-
wein • 1 Salbeiblatt • 1 Prise geriebene Muskat-
nuss • frisch gemahlener Pfeffer aus der Mühle •
1 TL gehackte Petersilie

Für 1 Portion
Pro Portion 749 kcal, 25 g F, 75 g KH, 41 g E

1. Seehechtfilet unter kaltem Wasser abbrausen und mit Küchenkrepp abtupfen.
2. Den Wildreis nach Packungsanleitung
   garen.
3. Brokkoli und Blumenkohl waschen und in
   gleich große Röschen teilen (Stiele würfeln und beiseitestellen). Möhre schälen
   und würfeln. Staudensellerie waschen,
   putzen und in dünne Scheiben schneiden.
4. Das vorbereitete Gemüse (bis auf die gewürfelten Blumenkohl- und Brokkolistiele)
   in wenig Salzwasser etwa 5 Minuten bissfest garen.
5. Währenddessen die Tomate waschen,
   entkernen und würfeln. Den Knoblauch
   schälen und fein hacken.
6. In einer Pfanne 1 EL Rapsöl erhitzen und
   den Knoblauch darin anschwitzen. Tomatenstücke zugeben und den Seehecht
   darauf betten. 1 EL Wein und das Salbei-

blatt zufügen und den Fisch bei geschlossenem Deckel und geringer Hitze etwa
10 Minuten garen.

7. Nun die Stiele von Blumenkohl und Brokkoli mit Salzwasser bedeckt etwa 5 Minuten weich kochen.
8. Das restliche Rapsöl sowie 1 EL Wein zugeben und alles mit dem Stabmixer fein
   pürieren. Mit Salz und Muskatnuss abschmecken. Gegebenenfalls noch etwas
   Wasser zugeben, bis die Konsistenz einer
   sämigen Kartoffelsuppe erreicht ist.
9. Die sämige Flüssigkeit mit dem Fisch und
   den Tomaten vorsichtig unter den Wildreis mengen, sodass der Fisch in etwa
   teelöffelgroße Stücke zerfällt; mit Salz und
   Pfeffer abschmecken. Alles bei schwacher
   Hitze und geschlossenem Deckel noch
   einmal 3 Minuten erhitzen.
10. Das Fisch-Risotto sofort auf einem vorge-
    wärmten Teller anrichten und mit gehack-
    ter Petersilie garniert servieren.

AUCH ALS AUFLAUF

Sie können aus dem Fisch-Risotto
auch einen Auflauf zubereiten. Dazu
füllen Sie den fertigen Risotto in
eine ofenfeste Form, bestreuen ihn
mit 75 g geriebenem Mozzarella und
schieben alles für 6 Minuten bei 180
Grad (Ober- und Unterhitze) in den
vorgeheizten Backofen. Herausnehmen und heiß servieren.

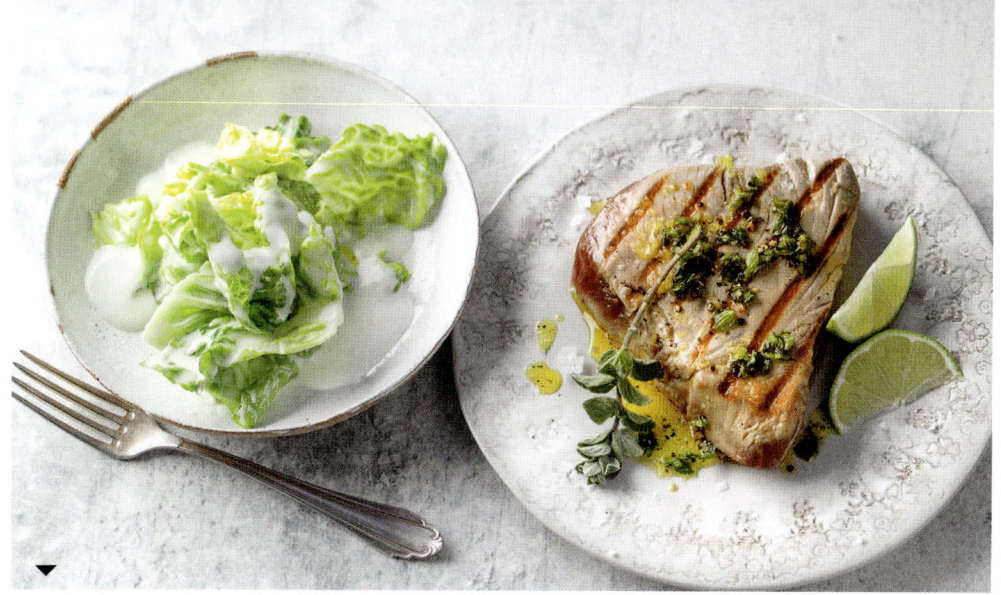

GEGRILLTER THUNFISCH

1 EL Rapsöl • 2 EL Olivenöl • 1 EL Weißwein • Saft von ½ Limette • 1 Thunfischscheibe (ca. 200 g) • 2 EL frischer Oregano • Meersalz • frisch gemahlener Pfeffer

Für 1 Portion
Pro Portion 790 kcal, 69 g F, 0 g KH, 31 g E

1. Für die Marinade das Rapsöl mit 1 EL Olivenöl, Weißwein und Limettensaft (vorher 1 EL davon abnehmen und in einem kleinen Schüsselchen beiseitestellen) in einem tiefen Teller sorgfältig miteinander verrühren.
2. Die Thunfischscheibe solange in der Marinade wenden, bis sie komplett benetzt ist, dann zugedeckt 1 Stunde lang in den Kühlschrank stellen.
3. Den Backofengrill auf 200 Grad vorheizen (oder den Holzkohlen- beziehungsweise Elektrogrill entsprechend vorbereiten).
4. Oregano mit dem verbliebenen Limettensaft und Olivenöl verrühren, salzen und pfeffern.
5. Die Thunfischscheibe aus der Marinade nehmen, abtropfen lassen und von jeder Seite etwa 4 Minuten grillen.
6. Sofort auf einem vorgewärmten Teller anrichten und mit der Oregano-Sauce beträufeln.

DAZU SCHMECKT

Dazu passen Baguette und ein knackiger Romanasalat mit Joghurt-Dressing (**siehe Seite 111**). Wer dazu lieber eine warme Beilage servieren möchte, wählt Ofengemüse (Zucchini, Auberginen und Tomaten) oder gekochte Bohnen.

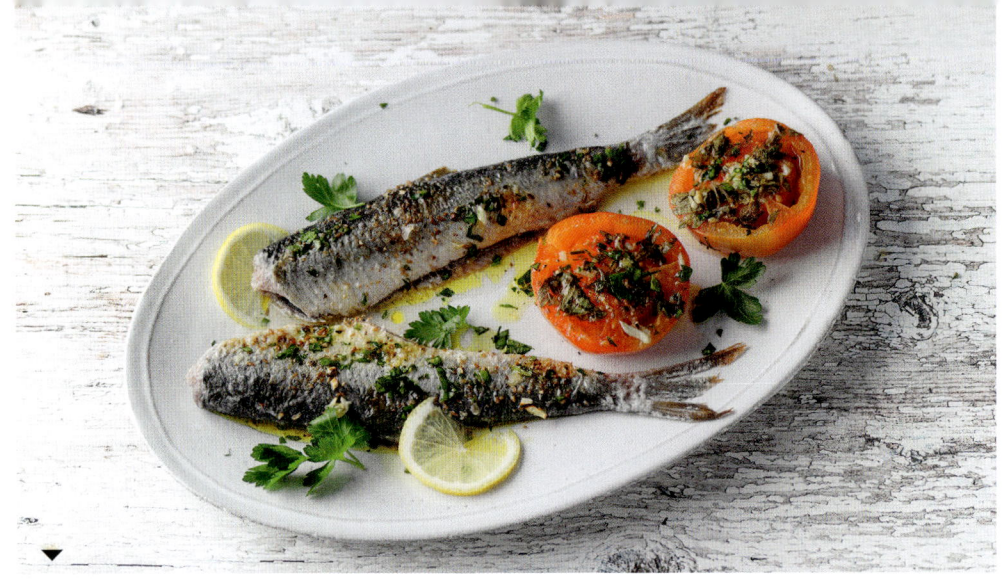

GEGRILLTER HERING

*2 ausgenommene grüne Heringe (à ca. 100 g) •
2 TL gemahlener weißer Kümmel (Cumin) • Meersalz • frisch gemahlener Pfeffer • 1 unbehandelte Zitrone • 2 Knoblauchzehen • 1 EL Rapsöl • 4 EL gehackte glatte Petersilie • 2 Tomaten • 1 EL Olivenöl*

Für 1 Portion
Pro Portion 595 kcal, 49 g F, 4 g KH, 18 g E

1. Heringe mit kaltem Wasser abbrausen,
   trocken tupfen. Kümmel, Salz und Pfeffer
   mischen und die Fische damit rundum
   einreiben.
2. Die Zitrone gut waschen. Eine Hälfte auspressen, die andere in Scheiben schneiden. Den Knoblauch schälen und fein
   würfeln.
3. Für die Marinade das Rapsöl mit 2 EL Zitronensaft mischen. 2 EL gehackte Petersilie,

die Hälfte des Knoblauchs sowie die restliche Kümmel-Salz-Pfeffer-Mischung unterrühren. Die Mischung in einen tiefen Teller
geben und die Heringe zunächst darin
wenden, dann zugedeckt 1 Stunde in der
Marinade kühl stellen.

4. In der Zwischenzeit den Backofengrill auf
   200 Grad vorheizen. Die Tomaten waschen, trocken tupfen und halbieren. Die
   grünen Stielansätze entfernen.
5. Die Tomatenhälften mit der Schnittfläche
   nach oben auf ein größeres Stück Alufolie
   legen. Pfeffern, salzen und die restliche gehackte Petersilie sowie den verbliebenen
   Knoblauch darauf verteilen. Mit Olivenöl
   beträufeln. Die Alufolie über den Tomatenhälften zusammenschlagen und gut ver-
   schließen.
6. Die Heringe und die Tomatenpäckchen in
   den heißen Ofen geben. Die Heringe unterhalb des Grills platzieren. Nach 7 Minu-

ten den Fisch wenden und weitere 7 Minuten grillen.

7. Heringe und Tomaten in der Folie sofort auf einem vorgewärmten Teller servieren; die Tomatenpäckchen erst am Tisch öffnen.

DAZU SCHMECKT

Servieren Sie dazu Baguette oder Romana-salat mit Joghurt-Dressing **(siehe Seite 111)**.

SOMMERKRABBEN

1 unbehandelte Orange • 100 g Nordseekrabben • 1 kleine weiche Avocado (etwa 75 g) • 2 EL Joghurt (alternativ Dickmilch oder Kefir) • Meersalz • frisch gemahlener Pfeffer • 1 EL Zitronensaft • 1 TL fein gehackte Schalotte • 1 EL gehackte Petersilie • je 1 TL gehacktes Basilikum und gehackter Liebstöckel • 1 Prise gemahlener Rohrzucker • 1 Bund Rucola

Für 1 Portion
Pro Portion 328 kcal, 20 g F, 18 g KH, 22 g E

1. Orange dick schälen, sodass auch die weiße Innenhaut entfernt wird. Die einzelnen Filets mit einem spitzen Messer aus den Trennhäuten lösen und in kleine Stücke schneiden. Den Saft dabei auffangen. Orangenstücke, Orangensaft und Krabbenfleisch vermengen. Wenn Sie TK-Krabben verwenden: in einem Sieb auftauen, kurz unter fließendem kaltem Wasser abspülen und dann abtropfen lassen.

2. Avocado schälen, halbieren und entsteinen. Eine Hälfte in mittelgroße Würfel schneiden und zum Krabbenfleisch geben. Die andere Hälfte fein pürieren.

3. Für die Vinaigrette das Avocadopüree mit Joghurt, Salz, Pfeffer, Zitronensaft, Schalotte, jeweils der Hälfte der Kräuter und mit Rohrzucker vermengen und abschmecken.

4. Rucola waschen, verlesen und trocken schleudern. Ein Drittel davon in feine Streifen schneiden und vorsichtig unter das Krabbenfleisch mengen. Den restlichen Rucola als Salatbett auf einem Teller auslegen.

5. Die Hälfte der Avocado-Joghurt-Vinaigrette unter die Krabben mengen und diese auf dem Salatbett anrichten. (Die restliche Vinaigrette in einem Schraubglas im Kühlschrank aufbewahren und am nächsten Tag für einen Blattsalat verwenden). Die Sommerkrabben mit den verbliebenen gehackten Kräutern garnieren.

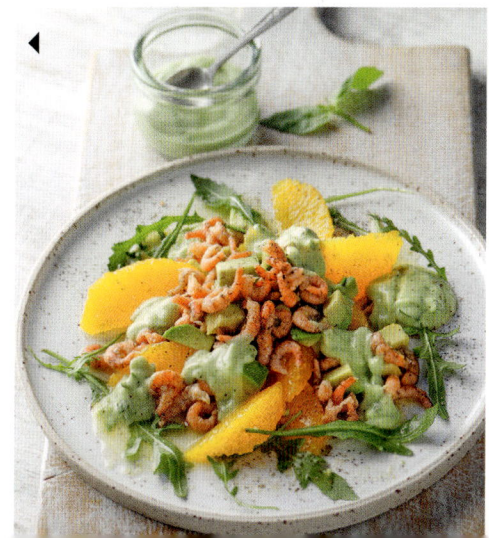

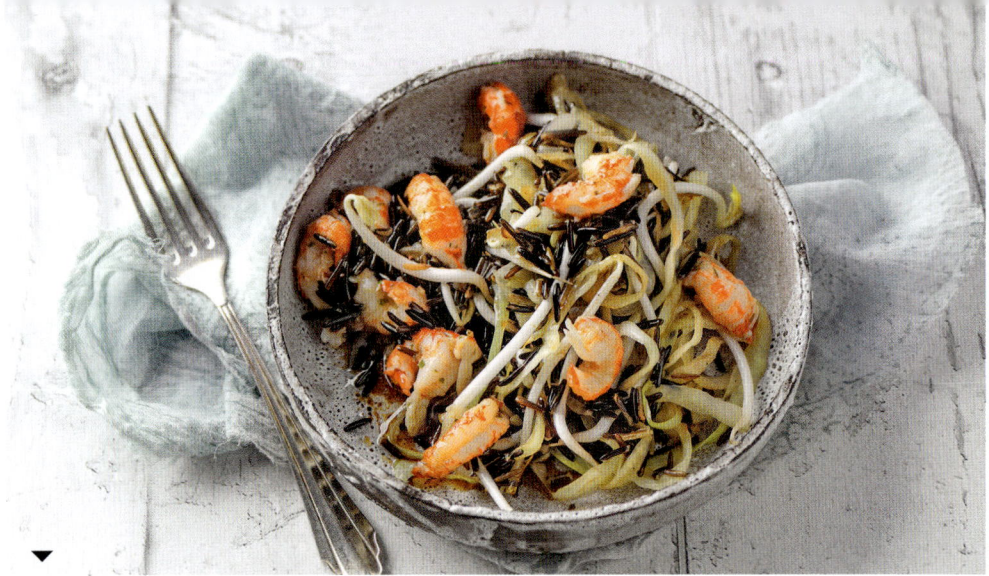

FLUSSKREBSE MIT WILDREIS

50 g Wildreis • Meersalz • 50 g Flusskrebsfleisch (aus dem Kühlregal) • 75 g Weißkohl • 1 kleine Schalotte • 1 kleine Knoblauchzehe • 1 EL Rapsöl • 50 ml Gemüsebrühe oder -fond • 25 g Sojasprossen • frisch gemahlener Pfeffer • 1 EL Sojasauce

Für 1 Portion
Pro Portion 356 kcal, 12 g F, 46 g KH, 14 g E

1. Wildreis in Salzwasser garen.
2. Das Flusskrebsfleisch in einem Sieb kalt abspülen und gut abtropfen lassen.
3. Den Weißkohl waschen und in sehr feine Streifen hobeln. Die Schalotte schälen und in dünne Ringe schneiden. Den Knoblauch ebenfalls schälen und fein hacken.
4. Das Rapsöl in einem Wok oder einer tiefen Pfanne erhitzen und die Schalotten und den Knoblauch darin schwach anbraten. Den gegarten Wildreis unter ständigem Rühren einige Minuten mitbraten.
5. Gehobelten Weißkohl unterheben, Gemüsebrühe angießen und alles bei geschlossenem Deckel und geringer Hitze 5–7 Minuten dünsten. Ab und zu umrühren.
6. Flusskrebse und Sojasprossen unter die Reismasse heben, den Deckel wieder aufsetzen und das Ganze weitere 3 Minuten dünsten. Mit Salz, Pfeffer und Sojasauce abschmecken.

EINE EXOTISCHE NOTE

Sie verleihen dem Wok-Gericht eine süßfruchtige Note, indem Sie am Ende der Garzeit eine Handvoll frische Ananaswürfel oder Orangenfilets in den Reis rühren und kurz erhitzen.

GARNELEN-MUFFINS

200 g Kartoffeln • 1 Zwiebel (etwa 70 g) •
2 EL Rapsöl • Meersalz • 100 g Garnelenfleisch •
½ Rosmarinzweig • 3 Blättchen Zitronenmelisse •
1 EL Zitronensaft • ½ TL gehackter Liebstöckel •
1 EL Vollkornpaniermehl • frisch gemahlener
Pfeffer

Für 1 Portion
Pro Portion 500 kcal, 22 g F, 48 g KH, 26 g E

1. Kartoffeln und Zwiebeln schälen und in
   große Würfel schneiden. Mit 1 EL Rapsöl
   und ½ TL Salz in einer Schüssel vermengen. Den Backofen auf 160 Grad
   vorheizen.
2. Garnelenfleisch in einem Sieb kalt abspülen, gut abtropfen lassen und grob hacken.
   Rosmarinnadeln im Mörser zerstoßen.
   Zitronenmelissenblätter fein hacken. Mit
   dem Garnelenfleisch, dem Zitronensaft
   und dem gehackten Liebstöckel vermengen.
3. Eine kleine feuerfeste Auflaufform (etwa
   200 ml) dünn mit Öl auspinseln und mit
   Paniermehl ausschwenken, sodass Wände
   und Boden gleichmäßig damit bedeckt
   sind.
4. Die Auflaufform mit dem Zwiebel-Kartof-
   fel-Mix füllen; dabei die Mitte der Form frei
   lassen. Garnelenfleisch in die Mitte geben
   und mit etwas Kartoffelhack bedecken. Die
   Masse leicht mit einem Löffel andrücken.
5. Im heißen Ofen etwa 40 Minuten lang garen. Herausnehmen, auf einen Teller stürzen, pfeffern und sofort servieren.

DAZU SCHMECKT

Variieren Sie das Gericht ganz nach Ihrem
persönlichen Geschmack: Statt des Garnelen-
fleischs können Sie auch Flusskrebse, Thunfisch oder Lachs verwenden. Sehr gut
schmeckt dazu auch Apfelmus – auch wenn
diese Kombination zunächst sehr ungewöhn-
lich klingt.

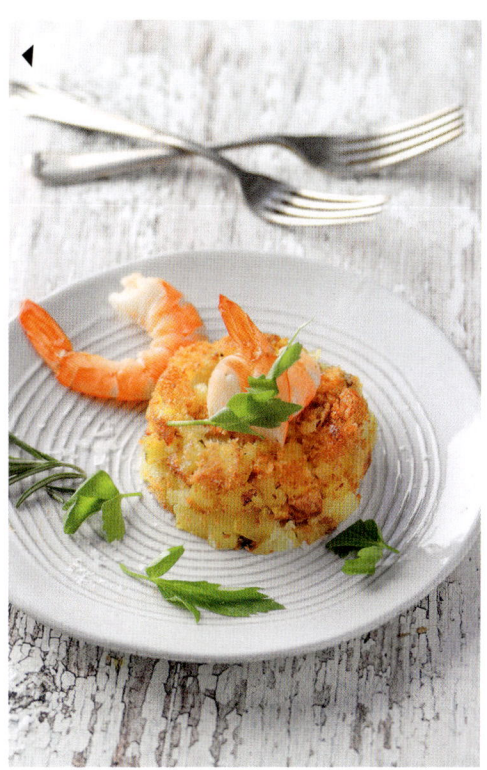

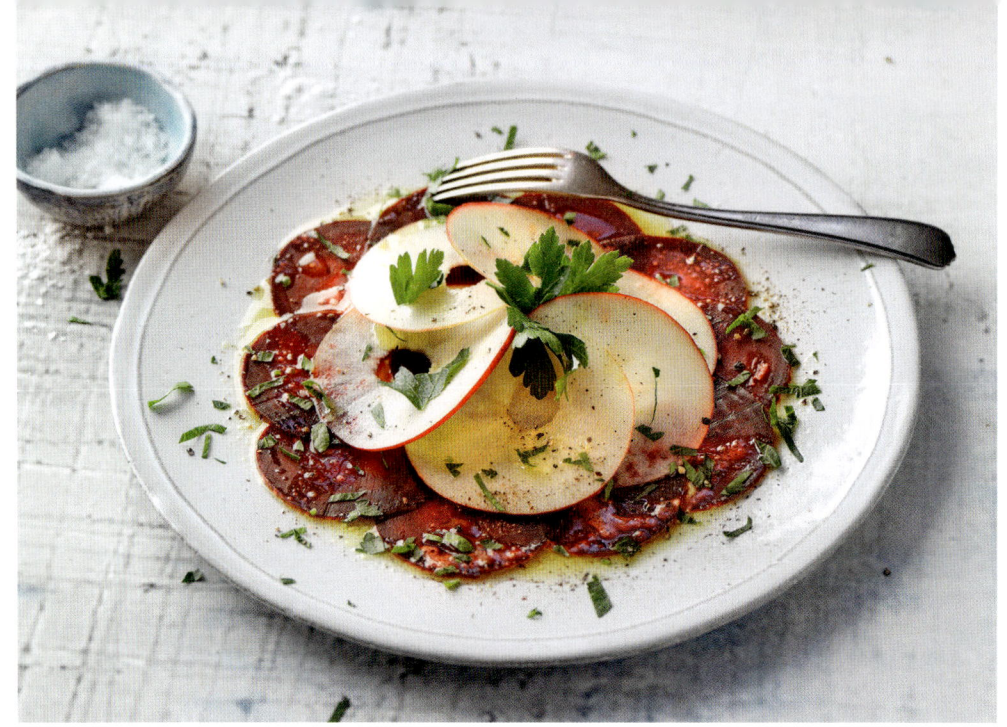

SALATE, SUPPEN UND VEGETARISCHE GERICHTE

Frisches Gemüse der Saison ist eine der wichtigsten Säulen der Bauch-weg-Ernährung. Mit den folgenden Rezepten können Sie richtig durchstarten. Dabei entscheiden Sie selbst, ob Sie ein Gericht als Hauptmahlzeit oder als vitalstoffreiche Beilage zu Fleisch oder Fisch essen. Abends sollten Sie eine vegetarische Mahlzeit (etwa Salate, Rohkost) nicht zu spät einnehmen, am besten zwischen 18 und 20 Uhr. So haben Magen und Darm genug Zeit, die Nahrung zu verdauen, bevor der Stoffwechsel in den nächtlichen Sparmodus umschaltet. Essen Sie zu spät, kann der Schlaf aufgrund der Verdauung ausbleiben. Je früher Sie Ihre Abendmahlzeit zu sich nehmen, desto mehr Zeit bleibt dem Organismus für die nächtliche Fettverbrennung. Und das macht sich auch bei der Figur bemerkbar.

ROTE-BETE-TELLER

2 Rote Beten (etwa 250 g) • Meersalz • 1 TL Walnussöl • 1 TL Rapsöl • 1 TL Apfelessig • ½ TL mittelscharfer Senf • frisch gemahlener Pfeffer • 1 süßsaurer Apfel (etwa 125 g) • ½ TL gehackte glatte Petersilie

Für 1 Portion
Pro Portion 279 kcal, 11 g F, 38 g KH, 5 g E

1. Von den Roten Beten vorsichtig Wurzeln und Blätter entfernen. Dabei aufpassen, dass die Knolle nicht »verletzt« wird, sonst verliert sie beim Kochen an Flüssigkeit. Rote Beten waschen (aber nicht schälen) und in leicht gesalzenem Wasser 45 – 60 Minuten gar kochen; sie sollten gerade noch Biss haben. (Machen Sie die Gabelprobe: Stechen Sie mit einer Gabel in eine Rote Bete hinein und prüfen Sie, ob sie leicht hineinrutscht.)
2. Die abgekühlten Roten Beten schälen und in ganz dünne Scheiben schneiden (dabei tragen Sie am besten Einweghandschuhe, da der Saft sehr stark färbt).
3. Einen Vorspeisenteller dünn mit Walnussöl einstreichen und die Rote-Bete-Scheiben kreisförmig darauf verteilen.
4. Das restliche Walnussöl mit Rapsöl, Apfelessig und Senf zu einer Vinaigrette rühren; mit Salz und Pfeffer abschmecken.
5. Die Rote-Bete-Scheiben dünn mit der Walnussöl-Vinaigrette bestreichen.

6. Den Apfel waschen (nicht schälen) und das Kerngehäuse herausstechen. Das Fruchtfleisch in hauchdünne Scheiben schneiden. Die Apfelscheiben kreisförmig auf die Roten Beten legen. Restliche Vinaigrette darüberträufeln. Mit Petersilie garnieren (siehe Foto Seite 108).

SELLERIE-ROHKOST

½ Sellerieknolle (etwa 200 g) • ½ Apfel • 2 EL frisch gepresster Ananas- oder Orangensaft (ersatzweise Biofertiggetränk) • 1 EL saure Sahne • 1 Prise gemahlener Rohrzucker • Meersalz • frisch gemahlener Pfeffer • 1 TL gehobelte Mandeln • ½ TL geriebene Schale von einer unbehandelten Orange

Für 1 Portion
Pro Portion 150 kcal, 56 g F, 15 g KH, 6 g E

1. Sellerieknolle und Apfel schälen. Beides auf der Reibe mittelfein raspeln und in einer Schüssel miteinander vermengen.
2. Für das Dressing Orangen- oder Ananassaft mit der sauren Sahne glatt rühren. Mit gemahlenem Rohrzucker, Salz und Pfeffer abschmecken. Über die Apfel-Sellerie-Raspel geben und alles gut miteinander vermengen.
3. Die gehobelten Mandeln in eine beschichtete Pfanne geben und ohne Fett goldgelb rösten, bis sie zu duften beginnen. Die Mandeln auf den Salat streuen und alles mit geriebener Orangenschale garnieren.

LOMBARDISCHER BOHNENSALAT

75 g getrocknete weiße Bohnenkerne • 1 Schalotte •
1 EL Weißweinessig • 1 TL Rapsöl • 1 TL natives
Olivenöl • Meersalz • frisch gemahlener Pfeffer •
1 EL gehackte frische Petersilie

Für 1 Portion
Pro Person 280 kcal, 11 g F, 20 g KH, 17 g E

1. Die Bohnenkerne bereits am Vorabend in reichlich ungesalzenes Wasser geben und über Nacht einweichen.
2. Am darauf folgenden Tag die Bohnenkerne im Einweichwasser langsam zum Kochen bringen und bei kleiner Hitze garen. Abhängig vom Frischegrad der Bohnenkerne kann das Garen zwischen 45 und 120 dauern. Daher empfiehlt es sich nacher einer Dreiviertelstunde regelmäßig mit einer Ga-

bel zu testen, ob die Kerne schon weich sind. Sobald dies der Fall ist, die Bohnenkerne abschütten.
3. Die Schalotte schälen und fein würfeln.
4. Weißweinessig und beide Öle verquirlen; mit Salz und Pfeffer würzen.
5. Zum Schluss die Schalottenwürfel und die gehackte Petersilie zugeben und alles mit den Bohnenkernen vermengen. Den Salat mindestens 10 Minuten ziehen lassen und lauwarm oder kalt servieren.

LINSENSALAT

75 g getrocknete braune Linsen • 2 Tassen Gemüse-
brühe • 75 g Pilze der Saison (z. B. Champignons) •
4 Cherrytomaten • 2 Frühlingszwiebeln •
1 EL Traubenkernöl • 1 Thymianzweig •
1 TL Schnittlauchröllchen • ½ TL gehacktes frisches
Basilikum • 1 TL Zitronensaft • Meersalz • frisch
gemahlener Pfeffer

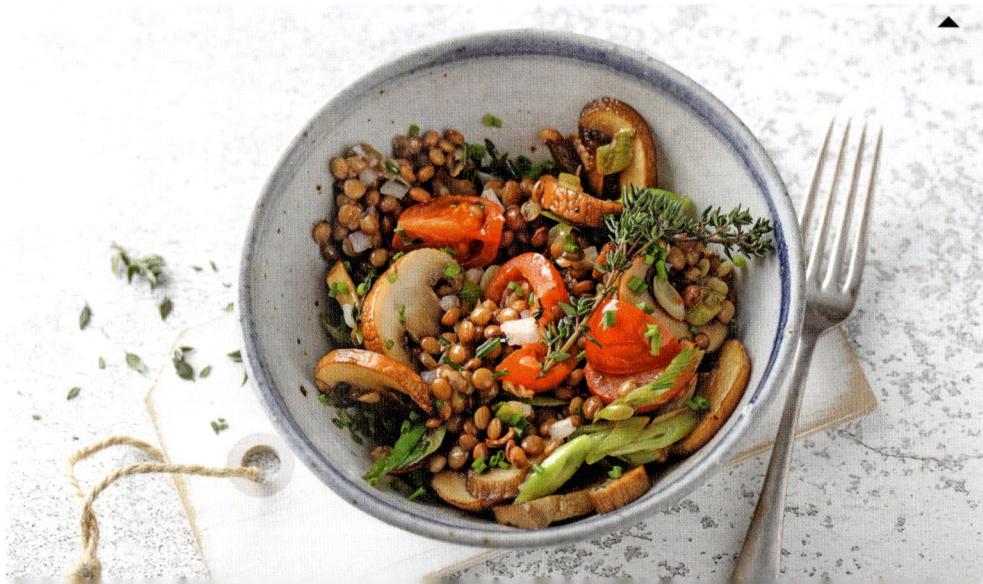

Für 1 Portion
ProPortion 200 kcal, 11 g F, 15 g KH, 10 g E

1. Die Linsen verlesen und in frischem Wasser einige Minuten quellen lassen (nicht über Nacht einweichen). Anschließend das Quellwasser wegschütten und die Linsen unter kaltem Wasser abbrausen.
2. Die Linsen in der Gemüsebrühe zum Kochen bringen und bei schwacher Hitze etwa 30 Minuten garen. Abschütten.
3. Pilze putzen und in Scheiben schneiden. Die Cherrytomaten waschen und vierteln. Frühlingszwiebeln waschen und in Ringe schneiden.
4. Traubenkernöl in einer beschichteten Pfanne erhitzen und die Pilze kurz darin anbraten. Frühlingszwiebeln, Cherrytomaten und Thymian zugeben. Auf kleiner Flamme einige Minuten ziehen lassen.
5. Linsen, Schnittlauchröllchen und gehacktes Basilikum zugeben und alles vorsichtig vermengen. Mit Zitronensaft, Salz und Pfeffer abschmecken. Der Linsensalat kann lauwarm oder kalt serviert werden.

ROMANASALAT MIT JOGHURT-DRESSING

½ Romanasalat • 1 kleine Knoblauchzehe • 2 EL fettarmer Biojoghurt • ½ TL Estragonsenf • 1 TL Tomatenmark • 1 – 2 TL Olivenöl • 2 Msp. gemahlener Rohrzucker • Meersalz • frisch gemahlener weißer Pfeffer

Für 1 Portion
Pro Portion 142 kcal, 12 g F, 5 g KH, 4 g E

1. Romanasalat waschen und trocken schleudern. Knoblauch schälen und fein hacken.
2. Die Salatblätter quer in Streifen schneiden; je fester die Blätter zum Strunk hin werden, desto schmaler werden die Streifen.
3. In einer Salatschüssel ein würzig-mildes Dressing aus Joghurt, Estragonsenf, Tomatenmark, Öl, gemahlenem Rohrzucker, Salz, Pfeffer und Knoblauchwürfelchen anrühren.
4. Die Salatstreifen zugeben, aber erst unmittelbar vor dem Servieren vorsichtig mit dem Dressing vermengen.

WELCHER SALAT PASST DAZU?

Der Romanasalat schmeckt herber als etwa Kopfsalat oder der relativ geschmacksneutrale Eisbergsalat, und er ist auch etwas bissfester – deshalb eignet er sich besonders gut für dieses würzige Joghurt-Dressing. Aber auch Batavia- oder Eichblattsalat sind empfehlenswert.
In den kalten Monaten des Jahres können Sie auch Feldsalat verwenden, der sich durch ein nussiges Aroma auszeichnet. Wegen seines hohen Vitamin- und Mineralstoffgehalts gilt er als sehr gesund.

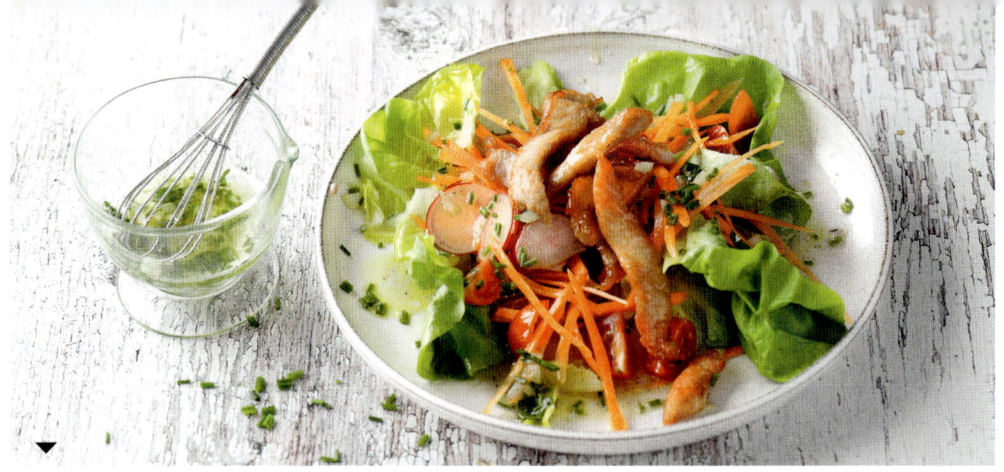

SALAT MIT PUTENBRUSTSTREIFEN

½ Kopfsalat • 4 Cherrytomaten (etwa 80 g) • ½ Möhre • 2 Radieschen • 1 kleine Schalotte • 1 EL Traubenkernöl • 1 TL Weißweinessig • 1 Prise gemahlener Rohrzucker • ½ TL mittelscharfer Senf • 1 EL Apfelsaft • ½ TL gehackte Petersilie • ½ TL Schnittlauch • Meersalz • frisch gemahlener Pfeffer • 200 g Putenbrust • 2 EL Rapsöl

Für 1 Portion
Pro Portion 550 kcal, 33 g F, 10 g KH, 53 g E

1. Kopfsalat verlesen, waschen und trocken schleudern. Cherrytomaten waschen und vierteln, Möhre schälen und in feine Streifen schneiden. Radieschen waschen und in dünne Scheiben schneiden; alles vermengen.
2. Schalotte schälen und fein hacken. In einem kleinen Schüsselchen aus Traubenkernöl, Essig, Zucker, Senf, Apfelsaft, Schalottenwürfelchen, gehackter Petersilie und Schnittlauchröllchen eine Vinaigrette anrühren, nach Geschmack mit Salz und Pfeffer abschmecken. Vinaigrette über den Salat geben und vorsichtig unterheben.
3. Die Putenbrust in etwa 2 cm breite Streifen schneiden. Das Rapsöl in einer beschichteten Pfanne erhitzen und das Fleisch darin unter Wenden goldgelb braten.
4. Den Salat auf einem Teller anrichten und die warmen Putenstreifen daraufgeben.

ETWAS SÜSSER GEHT'S AUCH

Sie können für dieses Rezept – je nach Saison – jeden Salat verwenden. Bei etwas herberen Sorten (beispielsweise Endivie oder Radicchio) bringen Sie einfach etwas mehr Süße in die Vinaigrette, indem Sie zum Beispiel 1 TL (kernfreie) Konfitüre oder Sirup zufügen. Sehr gut schmeckt dazu zum Beispiel Limettensirup oder Kirschkonfitüre.

CHICORÉE-SCHIFFCHEN MIT THUNFISCH

2 mittelgroße Chicorée (etwa 175 g) • ½ Becher fettarmer Biojoghurt • 1 EL Rapsöl • 1 EL Apfelsaft • 1 TL Apfelessig • ½ TL gehackte Kapern • ½ TL gehackter Liebstöckel • ½ TL gehackter Dill • Meersalz • frisch gemahlener Pfeffer • ½ Apfel • 1 Dose Thunfisch im eigenen Saft • 1 Schalotte

Für 1 Portion
Pro Portion 310 kcal, 12 g F, 20 g KH, 31 g E

1. Die Chicorée von unschönen äußeren Blättern und dem Strunk befreien. Einzelne Blätter ablösen, gegebenenfalls den unteren Blattteil mit einem Messer abschneiden. Den inneren Teil mit den kleiner werdenden Blättern an einem Stück belassen und der Länge nach in feine Streifen schneiden. Chicorée waschen und trocken schleudern.

2. Aus Joghurt, Rapsöl, Apfelsaft, Apfelessig, Kapern, Liebstöckel und Dill eine Sauce anrühren; am Ende mit Salz und Pfeffer abschmecken.

3. Den Apfel schälen, vierteln und vom Kerngehäuse befreien. Das Fruchtfleisch in kleine Würfel schneiden. Zusammen mit dem abgetropften und mit der Gabel leicht zerpflückten Thunfisch unter die Sauce geben.

4. Die Schalotte schälen und in sehr feine Ringe schneiden.

5. Auf einem großen, flachen Teller ein Bett aus den feinen Chicoréestreifen legen. Die größeren Chicoréeblätter abschließend als »Schiffchen« daraufsetzen.

6. Den Joghurt-Thunfisch-Mix auf die Schiffchen verteilen und zum Schluss alles mit Schalottenringen garnieren.

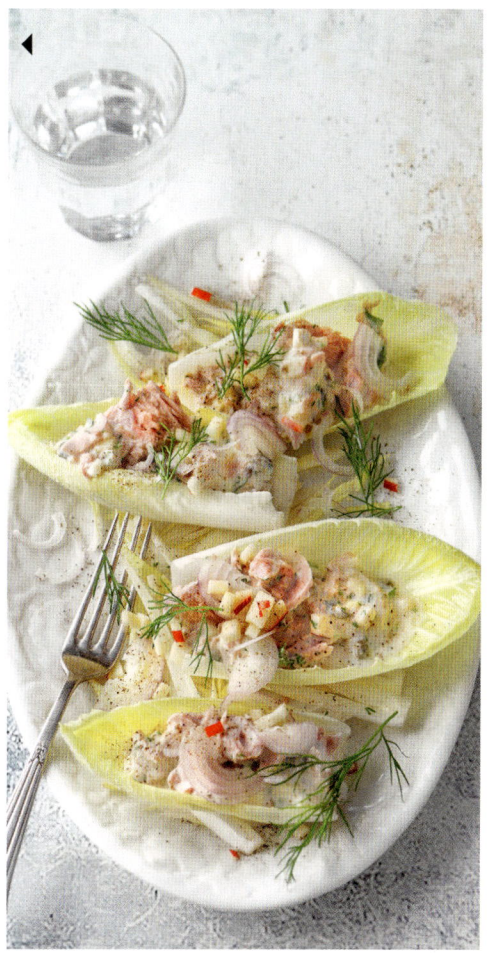

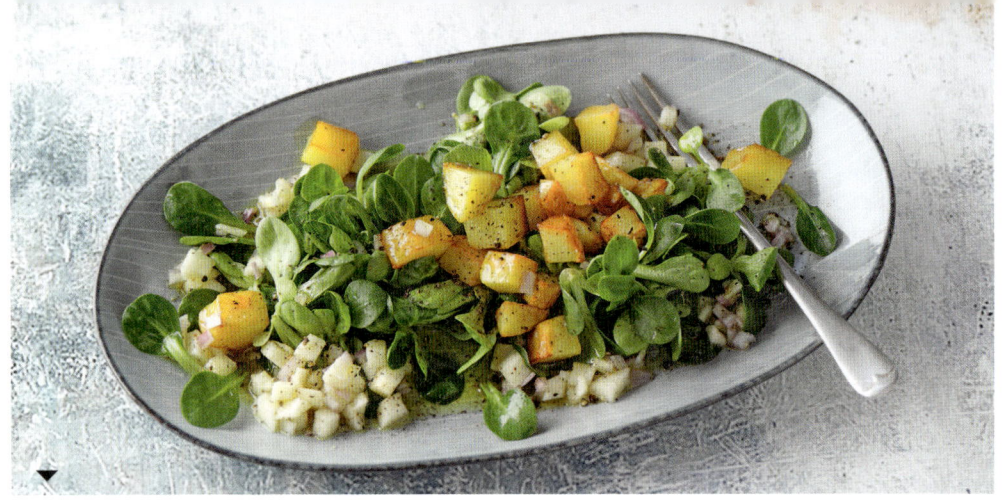

FELDSALAT MIT KARTOFFELCROÛTONS

100 g festkochende Kartoffeln • 1 EL Rapsöl • Meersalz • 1 kleine Schalotte • ¼ Apfel • 75 g Feldsalat • 2 EL Traubenkernöl • 1 EL Weißweinessig • 1 Msp. gemahlener Rohrzucker • frisch gemahlener Pfeffer

Für 1 Portion
Pro Portion 365 kcal, 29 g F, 21 g KH, 4 g E

1. Für die Croûtons die Kartoffeln schälen und in 1 × 1 cm große Würfel schneiden.
2. Die Kartoffelwürfel in einer beschichteten Bratpfanne bei mittlerer Hitze in Rapsöl rundherum etwa 10 Minuten braten, bis sie schön goldgelb und knusprig sind. Das Fett abtropfen lassen und die Kartoffelwürfelchen leicht salzen.
3. Schalotte schälen und fein würfeln. Den Apfel ebenfalls schälen, das Kerngehäuse entfernen und das Fruchtfleisch in feine Würfel schneiden.
4. Feldsalat gründlich waschen, verlesen und trocken schleudern.
5. Aus Traubenkernöl, Weißweinessig, Zucker und Salz eine Vinaigrette anrühren. Schalotten- und Apfelwürfelchen zugeben.
6. Den Feldsalat auf einem Teller verteilen und mit der Vinaigrette beträufeln. Zum Schluss die Kartoffelcroûtons auf dem Salatbett anrichten und nach Geschmack pfeffern.

MIT APFELSAFT VERLÄNGERN

Die Vinaigrette passt zu allen Salaten, insbesondere zu leicht bitteren Sorten wie etwa Chicorée und Endiviensalat.

Anstatt mit Traubenkernöl können Sie den Salat auch mit kalt gepresstem Olivenöl zubereiten. Wer gern reichlich Vinaigrette am Salat hat, verlängert sie mit Apfelsaft.

WALDORFSALAT

1 – 2 Stangen Staudensellerie • 30 g Sellerieknolle •
1 großer oder 2 kleine Äpfel (oder Birnen) • Saft von
½ Zitrone • 20 g gehackte Walnüsse • etwas flüssiger
Süßstoff oder ½ TL gemahlener Rohrzucker •
1 Scheibe Vollkorntoast

Für 1 Portion
Pro Portion 313 kcal, 15 g F, 27 g KH, 7 g E

1. Staudensellerie putzen und waschen. Knol-
   lensellerie ebenfalls gut waschen, schälen.
2. Apfel beziehungsweise Birne schälen und
   vom Kerngehäuse befreien. Das Fruchtfleisch würfeln und sofort mit Zitronensaft
   beträufeln.
3. Den Staudensellerie in feine Scheiben
   schneiden und zu den Fruchtwürfeln
   geben.
4. Die Sellerieknolle raspeln und mit den
   gehackten Walnüssen ebenfalls untermischen.
5. Den Salat mit flüssigem Süßstoff oder
   Rohrzucker abschmecken.
6. Vollkorntoast nach Geschmack toasten und
   zum Salat servieren.

LÖWENZAHNSALAT

1 Staude Löwenzahn • 1 Scheibe Schinkenspeck
(ca. 20 g) • 1 Zwiebel • 1 EL kalt gepresstes Oli-
venöl • 1 EL Weißweinessig • 1 Msp. mittelscharfer
Senf • Meersalz • frisch gemahlener weißer Pfeffer

Für 1 Portion
Pro Portion 160 kcal, 12 g F, 4 g KH, 8 g E

1. Löwenzahn waschen, verlesen und gut abtropfen. Die Blätter quer in schmale Streifen schneiden und in eine Salatschüssel
   geben.
2. Die Zwiebel abziehen und fein würfeln.
3. Für das Dressing in einer kleinen Schüssel
   Olivenöl, Weißweinessig und Senf zu einer
   cremigen Sauce verrühren. Mit Salz und
   Pfeffer abschmecken. Zwiebelwürfelchen
   unterheben.
4. Das Dressing über den Salat geben und
   etwa 10 Minuten durchziehen lassen.
5. Den Schinkenspeck in Würfel schneiden
   und in einer beschichteten Pfanne ohne
   Fett knusprig braten. Auf Küchenkrepp abkühlen lassen und kurz vor dem Servieren
   über den Löwenzahnsalat streuen.

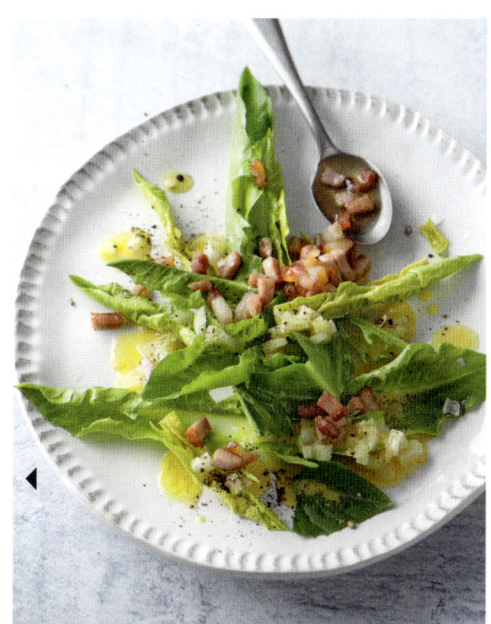

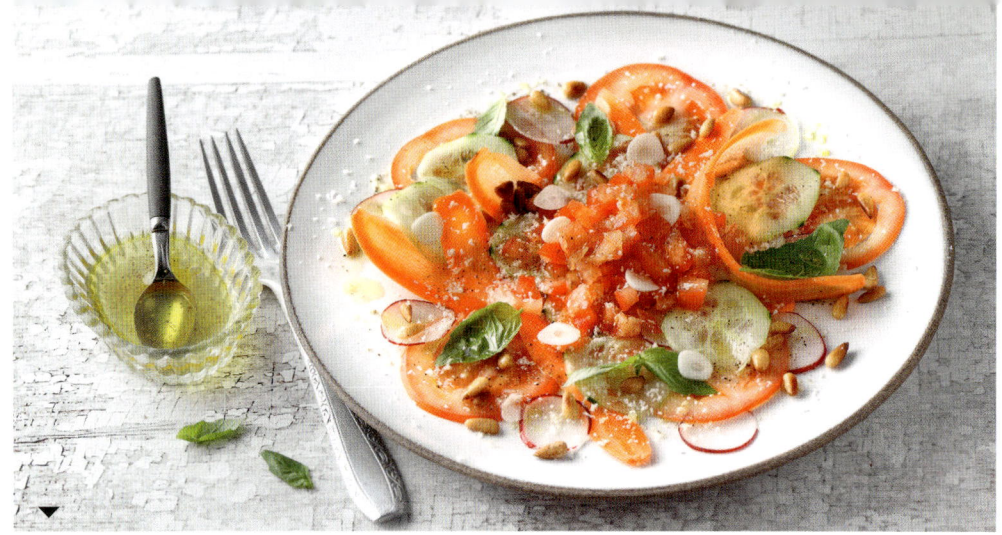

VEGETARISCHES CARPACCIO

1 Möhre • ¼ Salatgurke • 4 Radieschen •
1 Strauchtomate • 1 EL Pinienkerne • 1 kleine Kno-
blauchzehe • 1 EL Olivenöl • 1 EL Rapsöl •
1 – 2 TL Weißweinessig • frisch gemahlener Pfeffer •
Meersalz • 2 EL geriebener Grana Padano • 4 Blät-
ter Basilikum

Für 1 Portion
Pro Portion 417 kcal, 39 g F, 22 g KH, 15 g E

1. Möhre und Gurke schälen. Radieschen waschen, putzen. Tomate waschen, halbieren.
   Die eine Tomatenhälfte und das restliche
   Gemüse in dünne Scheiben schneiden, auf
   einem Teller anrichten. Zweite Tomatenhälfte entkernen und würfeln.
2. Die Pinienkerne ohne Fett in einer Pfanne
   anrösten und über die Gemüsescheiben
   streuen.

3. Knoblauch schälen, fein hobeln, mit den
   Tomatenwürfeln auf das Gemüse geben.
4. Aus den Ölen, dem Weißweinessig und
   Salz eine Vinaigrette anrühren; über das
   Gemüse träufeln.
5. Zum Schluss alles mit Grana Padano bestreuen, mit Basilikumblättchen garnieren.

KARTOFFELSALAT MIT WALNÜSSEN

100 g Kartoffeln • Meersalz • 1 Tomate • ½ Salat-
gurke • ½ rote Paprikaschote • 1 Prise Rosmarin •
frisch gemahlener Pfeffer • ⅛ l Gemüsebrühe •
1 EL Weinessig • 1 EL Walnussöl • einige Salatblät-
ter • ½ hartgekochtes Ei • 8 halbe Walnusskerne

Für 1 Portion
Pro Portion 380 kcal, 26 g F, 23 g KH, 11 g E

1. Kartoffeln waschen und mit der Schale in
   Salzwasser etwa 15 Minuten gar kochen.

Abkühlen lassen, schälen und in Scheiben schneiden.

2. Tomate waschen, Gurke schälen und beides in dicke Scheiben schneiden. Paprikaschote waschen, putzen und in Streifen schneiden.

3. Die Kartoffeln mit Rosmarin, Pfeffer und Salz würzen. Mit heißer Gemüsebrühe übergießen, Weinessig und Walnussöl untermischen und alles 15 Minuten ziehen lassen.

4. Salatblätter waschen, trocken schleudern und eine große Schüssel damit auslegen.

5. Das Ei hart kochen, abschrecken, schälen und in Scheiben schneiden.

6. Kartoffelsalat, Gemüse und Ei auf den Salat betten. Mit Walnusskernen garnieren.

AVOCADOSALAT MIT PILZEN

1 EL Pinienkerne • 50 g Champignons • einige Blätter Endiviensalat • 1 kleine reife Avocado (etwa 75 g) • Saft von ½ Zitrone • 1 EL Olivenöl • ½ TL zerstoßene Koriandersamen • ½ TL Honig • ½ Knoblauchzehe • Meersalz • frisch gemahlener Pfeffer

Für 1 Portion
Pro Portion 398 kcal, 38 g F, 13 g KH, 6 g E

1. Die Pinienkerne in einer beschichteten Pfanne ohne Fett bei mittlerer Hitze goldbraun rösten. Abkühlen lassen.

2. Die Champignons sorgfältig putzen und in Scheiben schneiden. Die Endivienblätter waschen und trocken tupfen.

3. Die Avocado halbieren und den Kern entfernen. Avocado mit dem Sparschäler schälen. Das Fruchtfleisch in 1 cm dicke Scheiben schneiden und sofort mit etwas Zitronensaft beträufeln.

4. Für die Vinaigrette Olivenöl, 1 EL Zitronensaft, Koriandersamen und Honig glatt rühren. Knoblauch schälen und dazupressen. Das Ganze mit Salz und Pfeffer abschmecken.

5. Die Champignons in eine Schüssel geben und die Vinaigrette darübergießen; gut umrühren. Gegebenenfalls mit Salz und Pfeffer noch etwas nachwürzen.

6. Einen tiefen Teller mit Endivienblättern auslegen. Die Avocadoscheiben kreisförmig darauf verteilen. Champignons in die Mitte geben, die gerösteten Pinienkerne darüberstreuen und den Salat sofort servieren.

DAZU SCHMECKT

Dazu passt Vollkorntoast in Dreiecksform geschnitten oder gewürfelt als Croûtons. Alternativ ein goldbraun gebratenes Hähnchenbrustfilet nature.

Statt der Champignons können Sie sehr gut auch andere Pilzsorten der Saison kombinieren, wie rohe Egerlinge oder gebratene Pfifferlinge, Austernpilze, Kräuterseitlinge und natürlich Morcheln.

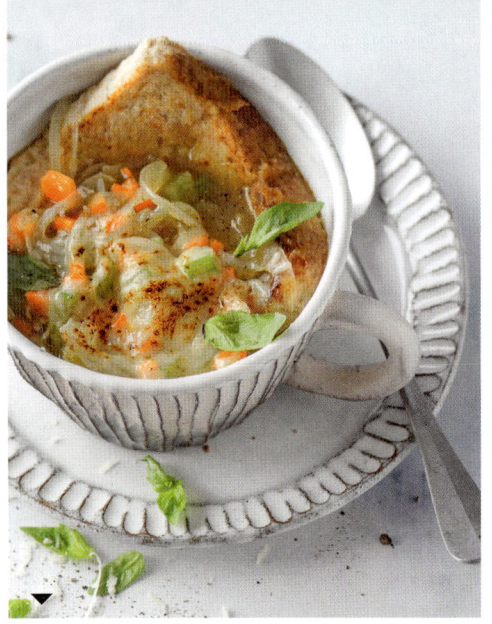

ZWIEBELSUPPE

½ Möhre • 150 g Zwiebeln • ½ Stange Staudenselle-rie • 1 TL Rapsöl • 1 TL weißer Balsamicoessig • 4 EL Weißwein • 150 ml Hühner- oder Gemüsebrü-he • 1 TL Pinienkerne • 1 TL Sonnenblumenkerne • Meersalz • frisch gemahlener Pfeffer • 1 Scheibe Vollkorntoast • 1 EL geriebener Parmesan • 1 EL ge-hacktes frisches Basilikum • 1 TL natives Olivenöl

Für 1 Portion
Pro Portion 442 kcal, 26 g F, 28 g KH, 14 g E

1. Möhre und Zwiebeln schälen, den Stau-densellerie waschen und putzen. Möhre und Staudensellerie fein hacken, die Zwie-beln in dünne Ringe schneiden.
2. In einem Topf das Rapsöl erhitzen. Möhren und Staudensellerie darin andünsten. Nach 3–5 Minuten die Zwiebelringe zugeben. Wenn die Zwiebelringe glasig gedünstet sind, den Balsamicoessig, Weißwein und die Brühe dazugeben. Bei geschlossenem Deckel und schwacher Hitze etwa 30 Minu-ten garen. Währenddessen den Backofen auf 200 Grad vorheizen.
3. Die Pinien- und Sonnenblumenkerne in ei-nem Mörser grob zerstoßen und danach in die Suppe rühren. Mit Salz und Pfeffer ab-schmecken.
4. Vollkorntoast rösten, in eine ofenfeste Schüssel legen und mit Suppe übergießen. Den geriebenen Parmesan darüberstreuen und die Suppe im heißen Ofen kurz über-backen.
5. Kurz vor dem Servieren die Suppe mit dem gehackten Basilikum bestreuen und mit Olivenöl beträufeln.

DAZU SCHMECKT

Die Franzosen essen zur Zwiebelsuppe meist frisches Weißbrot beziehungsweise Ba-guette. Doch auch ein dunkles Vollkornbrot passt sehr gut dazu!

GEMÜSEBOUILLON

1 Möhre (etwa 100 g) • 30 g Kohlrabi • 40 g Sellerie-knolle • ½ Lauchstange • 1 großes Blatt Wirsing • 1 Schalotte • ½ TL Rapsöl • 1 TL gehackter Liebstö-ckel • 1 Lorbeerblatt • Meersalz • 1 EL Diätmargari-ne • frisch gemahlener Pfeffer • 1 Msp. gemahlene Muskatnuss

Für 1 Portion
Pro Portion 131 kcal, 7 g F, 12 g KH, 5 g E

1. Möhre, Kohlrabi und Sellerie schälen und in Würfel schneiden. Lauch waschen und in dünne Ringe schneiden. Wirsing waschen und fein hacken. Schalotte schälen und fein würfeln.
2. Das Rapsöl in einem Topf erhitzen und die Schalottenwürfel darin unter Rühren goldbraun anbraten. Möhren-, Kohlrabi- und Selleriewürfelchen sowie Lauch, Wirsing und den gehackten Liebstöckel einrühren. Das Gemüse kurz mitbraten, dann alles mit 250 ml Wasser ablöschen.
3. Lorbeerblatt, Meersalz, Diätmargarine und Pfeffer zugeben, den Deckel auf den Topf setzen und alles bei niedriger Temperatur etwa 45 Minuten leise köcheln lassen. Kurz vor dem Servieren gemahlene Muskatnuss zufügen und nochmals abschmecken.

DEFTIGE KARTOFFELSUPPE

40 g Sellerieknolle • ½ Stange Lauch • 125 g mehligkochende Kartoffeln • 1 dünne Scheibe luftgetrockneter Rohschinken • Meersalz • 2 EL Schmand • 1 EL gehackter Liebstöckel • frisch gemahlener Pfeffer • 1 TL gehackte Petersilie • gegebenenfalls etwas Gemüsebrühe oder -fond

Für 1 Portion
Pro Portion 218 kcal, 10 g F, 24 g KH, 8 g E

1. Sellerieknolle und Lauch gründlich waschen. Sellerie und Kartoffeln schälen. Alles in Stücke schneiden. Mit dem Schinken in einen kleinen Topf geben und so viel Wasser angießen, dass das Gemüse gerade vollständig bedeckt ist; leicht salzen (der Schinken ist salzig genug).
2. Sobald das Gemüse weich ist, den Schinken entfernen. Schmand und Liebstöckel in den Topf geben und alles mit einem Stabmixer kurz pürieren. Gegebenenfalls etwas Flüssigkeit zufügen (Gemüsebrühe oder -fond).
3. Mit Salz und Pfeffer abschmecken und mit der gehackten Petersilie bestreuen.

MEHLIG- ODER FESTKOCHEND?

Mehligkochende Kartoffeln sind für eine Kartoffelsuppe sicherlich die erste Wahl, denn sie enthalten von allen drei klassischen Kartoffel-Kochtypen am meisten Stärke und sind deshalb nach dem Garen besonders locker.

Wenn Sie jedoch festkochende Kartoffeln lieber mögen, spricht nichts dagegen, sie auch für die deftige Kartoffelsuppe zu verwenden. Es kann allerdings sein, dass die Suppe dann – trotz Pürierens mit dem Stabmixer – noch kleinere Kartoffelstückchen enthält.

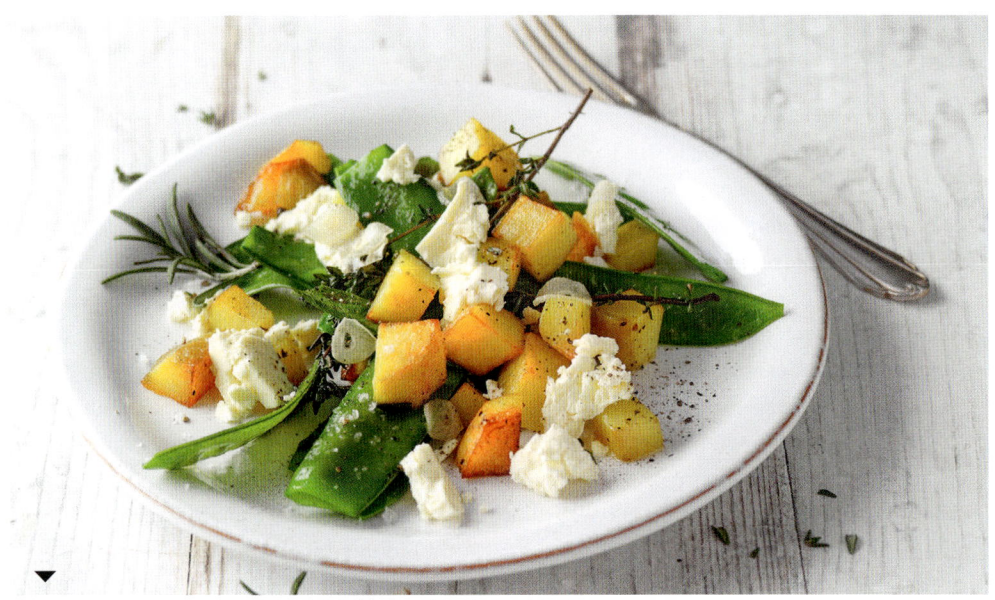

BRATKARTOFFELN MIT FETAKÄSE

125 g festkochende Kartoffeln • 3 EL Rapsöl •
75 g Zuckerschoten • Meersalz • ½ Knoblauchzehe •
1 kleiner Rosmarinzweig • 1 Prise Thymian • frisch
gemahlener Pfeffer • 50 g Schafskäse (Fetakäse)

Für 1 Portion
Pro Portion 521 kcal, 40 g F, 26 g KH, 14 g E

1. Kartoffeln schälen, in gleich große Stücke schneiden (nicht dicker als 1 cm) und trocken tupfen. Rapsöl in einer Pfanne erhitzen und die Kartoffelwürfelchen bei mittlerer Hitze 10 Minuten rundherum goldgelb braten.

2. Die Zuckerschoten waschen und in wenig Salzwasser 5 – 7 Minuten lang garen, sodass sie noch knackig sind.

3. Knoblauch schälen und in feine Scheiben schneiden. Mit den Zuckerschoten, dem Rosmarinzweig und dem Thymian zu den Kartoffeln in die Pfanne geben und kurz mitbraten.

4. Die Pfanne schräg halten, um das Gemüse vom Fett zu trennen; dann das Gemüse herausnehmen, auf einem Teller anrichten und nochmals mit Salz und Pfeffer abschmecken.

5. Den Schafskäse vorsichtig zerbröckeln und über das Gemüse streuen, den Rosmarinzweig teilen und als Garnitur an den Tellerrand legen.

KARTOFFELOMELETT

125 g festkochende Kartoffeln • Meersalz • 1 kleine Zwiebel • 1 Scheibe Schinkenspeck (ca. 20 g) • 1 EL Rapsöl • 1 Ei • 1 EL süße Sahne • 1 EL gehackte Kräuter (z. B. Petersilie, Oregano) • frisch gemahlener Pfeffer • ½ Bund Schnittlauch

Für 1 Portion
Pro Portion 328 kcal, 21 g F, 21 g KH, 14 g E

1. Die Kartoffeln waschen und in einen Topf geben. Etwa 15 Minuten in Salzwasser gar kochen. Dann abgießen, etwas abkühlen lassen, schälen und in Scheiben schneiden.
2. Zwiebel schälen und würfeln. Den Schinkenspeck ebenfalls in Würfel schneiden.
3. Rapsöl in einer Pfanne erhitzen. Zwiebel und Schinkenspeck darin glasig dünsten. Kartoffelscheiben dazugeben.
4. Ei, Sahne, Kräuter, Salz und Pfeffer verquirlen und über die Kartoffeln gießen. Stocken lassen. Auf einen Teller gleiten lassen. Schnittlauch in Röllchen schneiden und darüberstreuen.

SPINAT-KARTOFFEL-AUFLAUF

175 g Kartoffeln • Meersalz • 175 g frischer Blattspinat • 1 TL Sojaöl • frisch gemahlener Pfeffer • 1 Msp. gemahlene Muskatnuss • 3 EL Milch • ½ TL Butter • 1 kleines Eigelb • 1 EL geriebener Parmesan oder Grana Padano

Für 1 Portion
Pro Person 311 kcal, 12 g F, 33 g KH, 16 g E

1. Die Kartoffeln schälen, halbieren und in Salzwasser gar kochen. Den Backofen auf 200 Grad vorheizen.
2. Blattspinat verlesen, gründlich waschen, trocken schleudern und grob hacken.
3. Sojaöl erhitzen und den Spinat darin etwa 10 Minuten dünsten; mit Salz, Pfeffer und geriebener Muskatnuss abschmecken.
4. Die Kartoffeln abgießen und in eine Schüssel geben. Mit Milch und Butter pürieren und mit etwas Muskat würzen. Eigelb, geriebenen Parmesan und Spinat unterziehen.
5. Die Spinat-Kartoffel-Masse in eine gefettete Auflaufform geben und im heißen Ofen 15 – 20 Minuten lang backen.

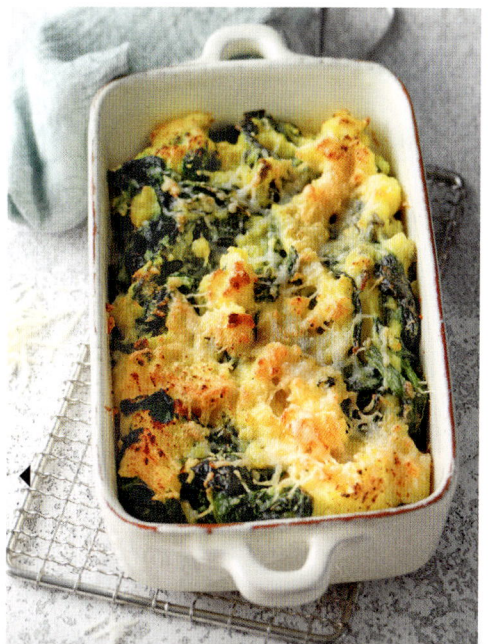

BRETONISCHER ARTISCHOCKENTOPF

*1 Bund Frühlingszwiebeln • 2 mittelgroße reife To-
maten (ca. 125 g) • 125 g festkochende Kartoffeln •
1 kleine Knoblauchzehe • 1 große Artischocke (oder
2 kleine Artischocken) • Saft von ½ Zitrone •
3 EL Walnussöl • 60 ml trockener Weißwein • Meersalz • frisch gemahlener Pfeffer*

Für 1 Portion
Pro Portion 500 kcal, 31 g F, 31 g KH, 11 g E

1. Frühlingszwiebeln und Tomaten waschen.
   Frühlingszwiebeln in Ringe schneiden, die
   Tomaten entkernen und würfeln. Kartoffeln
   schälen und in etwa 2 × 2 cm große Würfel
   schneiden. Knoblauch schälen und fein
   hacken.
2. Den Stiel von den Artischocken brechen
   und den Kopf vierteln. Die Stücke in einer
   flachen Schale mit einer Mischung aus
   1 EL Zitronensaft und etwas Wasser übergießen.
3. Das Walnussöl in einer Pfanne erhitzen und
   den gehackten Knoblauch darin andünsten. Die Frühlingszwiebelringe zugeben
   und unter Rühren kurz mitbraten. Nach Bedarf mit etwas Weißwein ablöschen.
4. Die Artischockenviertel aus der Flüssigkeit
   nehmen, in die Pfanne geben und anbraten. Die Kartoffelwürfelchen zufügen und
   ebenfalls kurz mitbraten. Mit dem restlichen Weißwein sowie Zitronensaft ablö-

schen, salzen, pfeffern und alles rund
18 Minuten weich garen. Bei Bedarf nochmals Flüssigkeit auffüllen.
5. Etwa 3 Minuten vor Ende der Garzeit die
   Tomatenstücke zugeben und vorsichtig
   unterrühren.

BURGUNDER-KARTOFFELN MIT INGWER

*200 g kleine festkochende Kartoffeln • 2 EL
Rapsöl • 1 Tasse Rotwein • ½ kleine Fenchelknolle • 1 haselnussgroßes Stück frischer Ingwer •
4 grüne Pfefferkörner • 1 Prise gemahlene Koriandersamen • Meersalz • frisch gemahlener Pfeffer*

Für 1 Portion
Pro Person 445 kcal, 20 g F, 37 g KH, 6 g E

1. Die Kartoffeln mit Schale im Wasserbad
   sehr gut abbürsten, dann abtrocknen.
2. Rapsöl in einer Pfanne erhitzen und die
   Kartoffeln darin etwa 5 Minuten anbraten.
   Mit Rotwein ablöschen.
3. Den Fenchel waschen, putzen und würfeln.
   Den Ingwer schälen und in 6 hauchdünne
   Scheiben schneiden. Fenchelwürfel und
   Ingwerscheiben zu den Kartoffeln geben.
   Die grünen Pfefferkörner und den Korian-
   der zufügen und alles bei geschlossenem
   Deckel 12–15 Minuten köcheln lassen; ge-
   legentlich umrühren. Mit Salz und Pfeffer
   abschmecken.

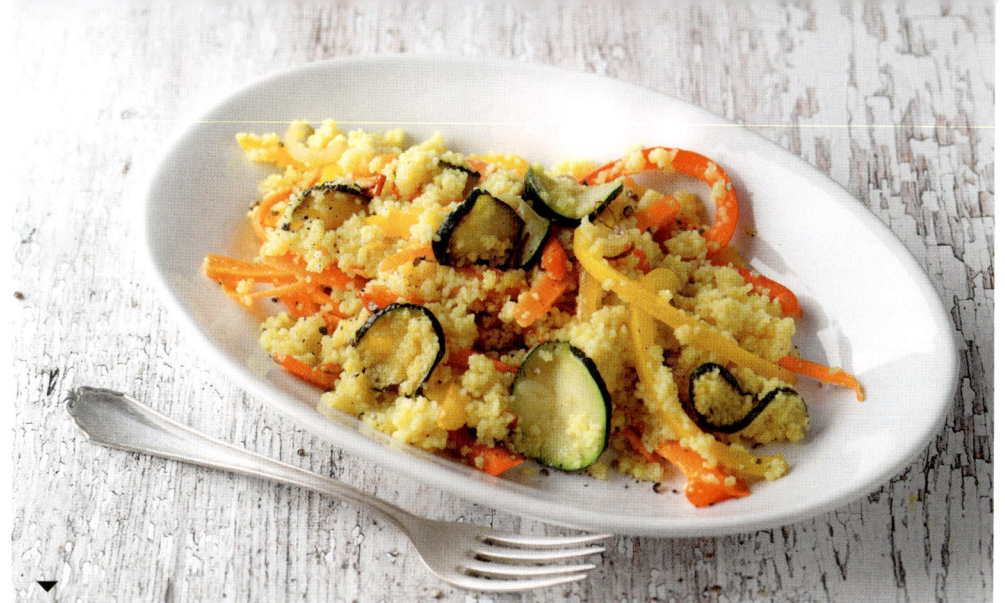

GEMÜSECOUSCOUS

3 Frühlingszwiebeln • 1 kleine Zucchini (etwa 100 g) • je ½ rote und gelbe Paprikaschote • 4 Cherrytomaten • 1 Möhre (etwa 100 g) • 1 Schalotte • ¼ Peperoni • 1 haselnussgroßes Stück frischer Ingwer • 1 EL Sesamöl • 1 kleine Knoblauchzehe • Meersalz • frisch gemahlener Pfeffer • ½ TL Kurkuma • ½ Tasse Couscous

Für 1 Portion
Pro Portion 464 kcal, 13 g F, 69 g KH, 18 g E

1. Das Gemüse waschen und putzen. Die Frühlingszwiebeln in Ringe, die Zucchini in 3–5 mm dicke Scheiben und die Paprikaschoten in feine Streifen schneiden. Die Tomaten vierteln. Die Möhre schälen und in etwa 4 cm lange, feine Streifen schneiden.

2. Die Schalotte schälen. Wie die Peperoni in feine Ringe schneiden. Den Ingwer schälen und fein hacken.

3. Das Sesamöl in einer Pfanne erhitzen und das Gemüse bis auf die Tomaten darin unter Rühren anbraten. Ingwer zufügen. Knoblauch schälen und ebenfalls dazupressen. Das Ganze bei geschlossenem Deckel und schwacher Hitze etwa 10 Minuten ziehen lassen (das Gemüse sollte noch Biss haben). Mit Salz, Pfeffer und Kurkuma abschmecken.

4. Couscous nach Packungsanweisung garen und zusammen mit den Tomatenstücken zum Gemüse geben. Vorsichtig unterheben und das Ganze nochmals 1 Minute stark erhitzen.

5. Das Gemüsecouscous auf einem vorgewärmten Teller anrichten und nochmals kräftig pfeffern.

KÜRBIS-GNOCCHI

250 g Speisekürbis • 50 g Sellerieknolle • 3 EL Voll-
kornmehl • 1 Ei • Meersalz • frisch gemahlener Pfef-
fer • 200 g saisonale Speisepilze (z. B. Champi-
gnons) • 1 Schalotte • 1 EL Rapsöl • 1 EL Olivenöl •
1 – 2 EL trockener Weißwein • 1 EL gehackte glatte
Petersilie • 1 Scheibe luftgetrockneter Rohschinken

Für 1 Portion
Pro Portion 610 kcal, 29 g F, 52 g KH, 31 g E

1. Das Fruchtfleisch aus dem Kürbis heraus-
   schälen und entkernen. Den Sellerie waschen, schälen und würfeln. Beide Gemüse
   ohne Fett im geschlossenen Topf und unter gelegentlichem Rühren in 100 ml Wasser weich garen.
2. Die sämige Masse aus dem Topf nehmen,
   etwas abkühlen lassen und mit Mehl pürieren. Auf Raumtemperatur abkühlen lassen.
3. Ei zugeben und alles zu einem mittelfesten
   Teig kneten (gegebenenfalls noch etwas

Mehl zugeben). Mit Salz und Pfeffer abschmecken.

4. Pilze sorgfältig putzen, in feine Scheiben
   schneiden. Schalotte schälen, fein hacken.
5. Raps- und Olivenöl in einer Pfanne erhitzen. Die Pilze und die Schalotte bei mittlerer Hitze darin anbraten. Dann mit Weißwein ablöschen und bei geschlossenem
   Deckel auf kleiner Flamme kurz schmoren
   lassen. Mit Salz und Pfeffer abschmecken;
   anschließend die gehackte Petersilie unterheben (dabei etwas Petersilie zur Dekorati-
   on beiseitelegen).
6. In einem ausreichend großen Topf 1 Liter
   leicht gesalzenes Wasser mit der Schinkenscheibe zum Kochen bringen. Mit zwei
   Teelöffeln kleine Nocken aus dem Kür-
   bis-Sellerie-Teig stechen und in das kochende Wasser geben. Die Hitze reduzieren und die Gnocchi ziehen lassen, bis sie
   an der Wasseroberfläche schwimmen.
7. Die fertigen Gnocchi mit einem Schaumlöf-
   fel aus dem Topf heben, abtropfen lassen

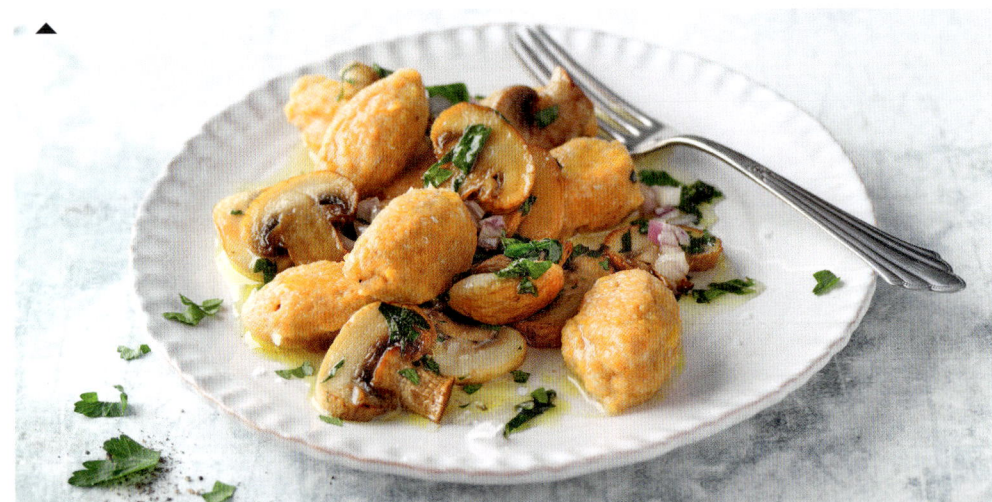

und auf einen vorgewärmten Teller geben. Schalotten-Pilz-Sauce darüber verteilen und alles mit dem Rest der gehackten Petersilie garnieren.

SPINATLASAGNE

*100 g frischer Blattspinat • 100 g Strauchtomaten •
1 kleine Knoblauchzehe • 1 Thymianzweig •
2 TL Rapsöl • Meersalz • frisch gemahlener Pfeffer •
1 Prise gemahlene Muskatnuss • ½ Tasse Tomatensaft • 75 g fettarmer Quark • 2 EL geriebener Grana
Padano • 100 g Lasagneblätter aus Hartweizengrieß • 4–6 Basilikumblättchen*

Für 1 Portion
Pro Portion 605 kcal, 13 g F, 88 g KH, 36 g E

1. Spinat gründlich waschen, abtropfen lassen und fein hacken. Strauchtomaten waschen, halbieren, entkernen und in kleine Stücke schneiden. Knoblauch schälen und fein hacken. Thymian waschen und die Blättchen abzupfen. Den Backofen auf 200 Grad vorheizen.
2. Rapsöl in einer Pfanne erhitzen und den Spinat kurz darin andünsten. Mit Salz, Pfeffer und Muskatnuss abschmecken.
3. In einem kleinen Topf Tomaten, Tomatensaft, Knoblauch, Thymian und etwas Öl zugedeckt 15–20 Minuten köcheln lassen.
4. Den Quark mit 1 EL Grana Padano vermengen; danach mit Salz und Pfeffer abschmecken.

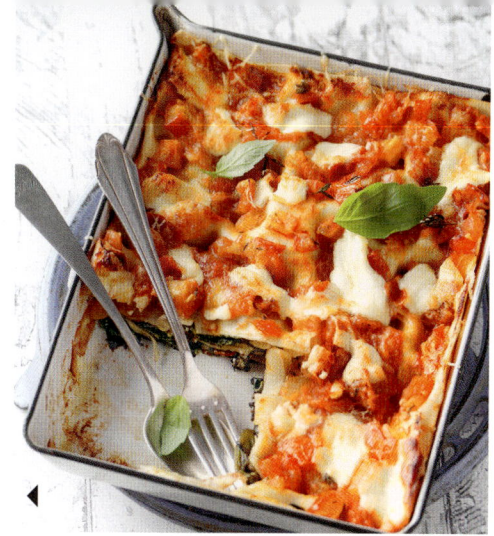

5. Die Hälfte des Spinats in eine kleine ofenfeste Form geben. Die Hälfte der Lasagneblätter darauf verteilen (eventuell so zurechtbrechen, dass der Spinat gut bedeckt ist). Die Hälfte der Quarkmasse darübergeben und diese mit dem restlichen Spinat bedecken. Die letzten Lasagneblätter verteilen und alles mit der Tomatensauce sowie der restlichen Quarkcreme übergießen. Restlichen Grana Padano darüberstreuen.
6. Die Lasagne in den heißen Ofen schieben und etwa 30 Minuten backen. Vor dem Servieren mit Basilikum garnieren.

SO WIRD'S KNUSPRIG

Damit die Lasagne schön knusprig wird, stellen Sie den Ofen die letzten 3 Minuten auf Grill.
Länger sollte es aber nicht sein, sonst wird die Lasagne schnell zu braun und zu trocken.

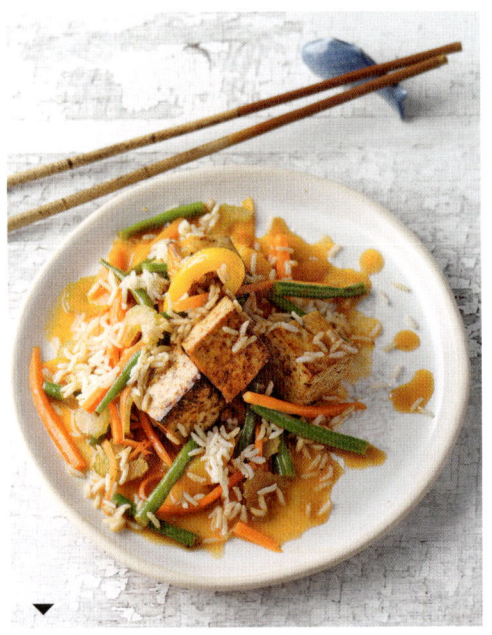

ASIA-TOFU

*1 TL fein gehackter Ingwer • 1 TL Tomatenmark •
½ TL mittelscharfer Senf • 1 EL Sojasauce •
1 EL Rapsöl • 1 kleine Knoblauchzehe • 100 g Tofu •
50 g Vollkornreis • 1 Stange Staudensellerie (etwa
75 g) • ½ gelbe Paprikaschote (etwa 75 g) •
100 g Möhren • 50 g frische Bohnen • Meersalz •
frisch gemahlener Pfeffer*

*Für 1 Portion
Pro Portion 620 kcal, 37 g F, 53 g KH, 18 g E*

1. Für die Marinade den fein gehackten Ingwer mit Tomatenmark, Senf, Sojasauce und
   1 TL Rapsöl verrühren. Den Knoblauch
   schälen und dazupressen.
2. Tofu in etwa 2 × 2 cm große Würfel schneiden und für 20–25 Minuten in die Marinade geben. Zwischendurch ab und zu durch-
   rühren.
3. Den Vollkornreis nach Packungsanweisung
   garen.
4. Den Staudensellerie und die Paprikaschote
   waschen, putzen und in dünne Ringe beziehungsweise Streifen schneiden. Möhren
   schälen und der Länge nach ebenfalls in
   feine Streifen schneiden.
5. Bohnen waschen, putzen und in 2–3 cm
   lange Stücke schneiden. In Salzwasser
   etwa 5 Minuten bissfest garen.
6. Das restliche Öl in einem Wok oder einer
   Pfanne mit hohem Rand erhitzen. Die Tofu-
   würfel aus der Marinade heben und im Öl
   anbraten.
7. Die Marinade, den Reis und das gegarte
   Gemüse zum Tofu geben und unter Rühren
   einige Minuten mitbraten. Mit Salz und
   Pfeffer abschmecken.

SOJAPUFFER

*1 Tasse Gemüsebrühe oder -fond • 40 g Sojagranu-
lat (aus dem Bioladen oder Reformhaus) • 2 einge-
legte getrocknete Tomaten • 1 Frühlingszwiebel •
1 Thymianzweig • 1 TL gehackte Petersilie • 1 kleine
Knoblauchzehe • ½ Ei • 1 EL Mehl • Meersalz •
frisch gemahlener Pfeffer • 1 Msp. Chilipulver •
1 EL Rapsöl*

Für 1 Portion
Pro Portion 457 kcal, 27 g F, 25 g KH, 29 g E

1. Gemüsebrühe oder -fond in einem Topf zum Kochen bringen.
2. Das Sojagranulat zugeben und 5–6 Minuten kochen lassen. Dann die Temperatur herunterschalten und das Granulat noch 30 Minuten quellen lassen. Anschließend in einem Sieb gründlich abtropfen lassen.
3. Die eingelegten getrockneten Tomaten kalt abbrausen, abtropfen lassen und sehr fein würfeln. Die Frühlingszwiebel waschen, putzen und in feine Ringe schneiden. Die Thymianblättchen abzupfen.
4. Gehackte Petersilie, Thymian und Zwiebelringe zur Sojamasse geben. Knoblauch schälen und dazupressen.
5. Ei und Mehl verrühren und ebenfalls unter die Sojamasse mischen. Mit Salz, Pfeffer und Chilipulver würzig abschmecken.
6. Rapsöl in einer Pfanne erhitzen. Aus dem Teig mit einer Gabel oder einem Löffel Portionen abstechen, ins heiße Öl geben und flach drücken. Die Puffer von jeder Seite bei mittlerer Hitze etwa 5 Minuten braten. Auf Küchenkrepp abtropfen lassen und heiß servieren.

DAZU SCHMECKT

Die Sojapuffer schmecken besonders gut in Kombination mit einem Quark- oder Joghurt-Dip oder auch als Sättigungsbeilage zu frisch zubereiteten Salaten der Saison.

GEGRILLTE ZUCCHINI

250 g Zucchini (etwa 2 Stück) • ½ Chilischote • 1 Schalotte • 1 kleine Knoblauchzehe • 1 EL Sonnenblumenöl • 1 Tasse Gemüsefond • 1 EL Olivenöl • 1 EL Zitronensaft • Meersalz • frisch gemahlener Pfeffer • 1 Msp. gemahlener Rohrzucker • 1 Rosmarinzweig

Für 1 Portion
Pro Portion 252 kcal, 22 g F, 9 g KH, 5 g E

1. Zucchini waschen, putzen, der Länge nach vierteln, dann halbieren. Halbe Chilischote entkernen und in sehr feine Streifen schneiden (Einweghandschuhe empfohlen). Schalotte schälen, in feine Ringe schneiden. Knoblauch schälen, fein hacken. Backofen auf 290 Grad oder Grillstufe vorheizen.
2. Sonnenblumenöl in Pfanne erhitzen, Zucchini kurz anbraten, mit Gemüsefond ablöschen, Chili und Schalotte zugeben und bei geschlossenem Deckel 3–5 Minuten ziehen lassen. Zucchini aus der Pfanne nehmen, abtropfen lassen. Olivenöl, Zitronensaft, Salz, Pfeffer und Zucker in die verbliebene Flüssigkeit rühren. Zucchini wieder hineingeben und 90 Minuten marinieren.
3. Zucchini aus der Marinade nehmen und auf ein Backblech legen. Marinade darüber verteilen. Rosmarin dazulegen. Blech in den Ofen schieben und Zucchini unter Aufsicht 3–5 Minuten goldgelb bis hellbraun grillen. Mit Rosmarin garnieren.

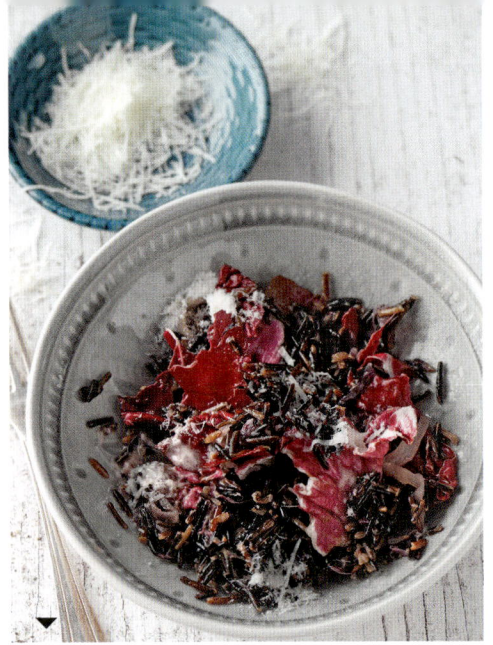

2. Die Butter in einem Topf erhitzen und die Schalottenwürfel darin glasig dünsten. Den Wildreis dazugeben und unter Rühren kurz anbraten. Die Radicchiostreifen unterheben und ebenfalls einige Minuten dünsten.

3. Mit Weißwein ablöschen und die Gemüsebrühe nach und nach in kleinen Portionen dazugeben, bis der Reis nach 25–35 Minuten gar ist (er sollte gerade noch Biss haben). Erst jetzt mit Salz und Pfeffer abschmecken.

4. Das klein geschnittene Radicchioherz mit dem Grana Padano unter das Wildreisrisotto heben. Sofort in einem vorgewärmten Suppenteller servieren.

RADICCHIO-RISOTTO

1 Radicchio • 1 Schalotte • 1 TL Butter • 100 g Wildreis • 4 EL trockener Weißwein • 200 ml Gemüsebrühe • Meersalz • frisch gemahlener Pfeffer • 1 EL geriebener Grana Padano

Für 1 Portion
Pro Portion 550 kcal, 11 g F, 87 g KH, 20 g E

1. Vom Radicchio die äußeren Blätter ablösen und beiseitelegen. Den Radicchio waschen, abtropfen lassen und in feine Streifen schneiden. Das Salatherz in kleine Stücke schneiden. (Tipp: Wenn Sie den Radicchio über Nacht in eine Schüssel mit lauwarmem Wasser legen, schmeckt er weniger bitter.) Die Schalotte schälen und in sehr feine Würfel schneiden.

RATATOUILLE-GALETTES

125 g Buchweizenmehl • ½ Ei • 1 ½ EL Olivenöl • Meersalz • 250 ml Mineralwasser • ½ Paprikaschote • ½ Zucchini • 1 Tomate (etwa 75 g) • 1 Schalotte • 1 Thymianzweig • 1 kleine Knoblauchzehe • 1 Lorbeerblatt • 1 TL gehackte glatte Petersilie • frisch gemahlener Pfeffer • 2 EL Rapsöl

Für ca. 6 Galettes
Pro Stück bei 6 Galettes 839 kcal, 41 g F, 98 g KH, 19 g E

1. Buchweizenmehl in eine Schüssel geben, in der Mitte eine Mulde formen und dahinein das Ei, 1 EL Olivenöl, ½ TL Meersalz und 2–3 EL Mineralwasser geben. Die Zutaten vorsichtig verrühren. Dann unter Zu-

gabe des restlichen Wassers 3–5 Minuten bei höchster Stufe des Handmixers gut verrühren. Für besonders dünne Galettes etwas mehr Wasser zugeben. Den Teig mindestens 2 Stunden kühl stellen.

2. Für die Ratatouille Paprika, Zucchini und Tomate waschen, putzen und in kleine Würfel schneiden. Schalotte schälen und ebenfalls fein würfeln. Thymianblätter vom Zweig zupfen.

3. Restliches Olivenöl in einer Pfanne erhitzen. Erst die Zwiebeln darin andünsten, dann auch das Gemüse zugeben. Knoblauch schälen und dazupressen. Thymian, Lorbeer und Petersilie zufügen, mit Salz und Pfeffer abschmecken und alles bei mäßiger Hitze und unter vorsichtigem Rühren in 8–10 Minuten bissfest garen.

4. In einer flachen, beschichteten Pfanne das Rapsöl erhitzen. Mit einer kleinen Suppenkelle etwas Teig hineingeben und diesen gleichmäßig dünn in der Pfanne verteilen. Nach ca. 2 Minuten die Galette an den Seiten lösen und wenden und weitere 2 Minuten backen. Galette aus der Pfanne nehmen und im vorgewärmten Backofen (50 Grad) warm halten. Die restlichen Galettes ebenso backen.

5. Die heiße Ratatouille auf den Galettes verteilen und sofort servieren.

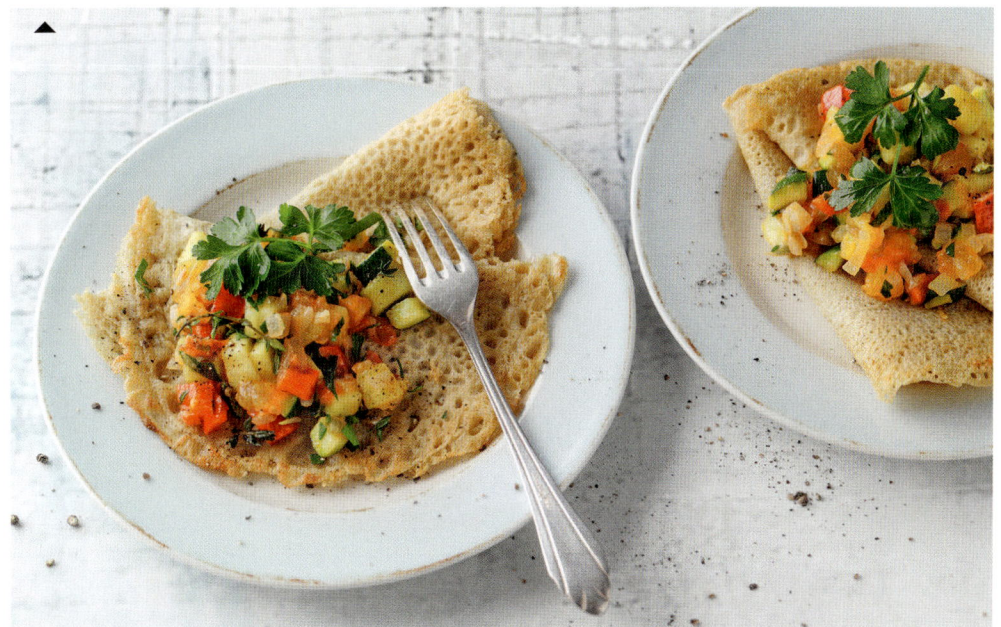

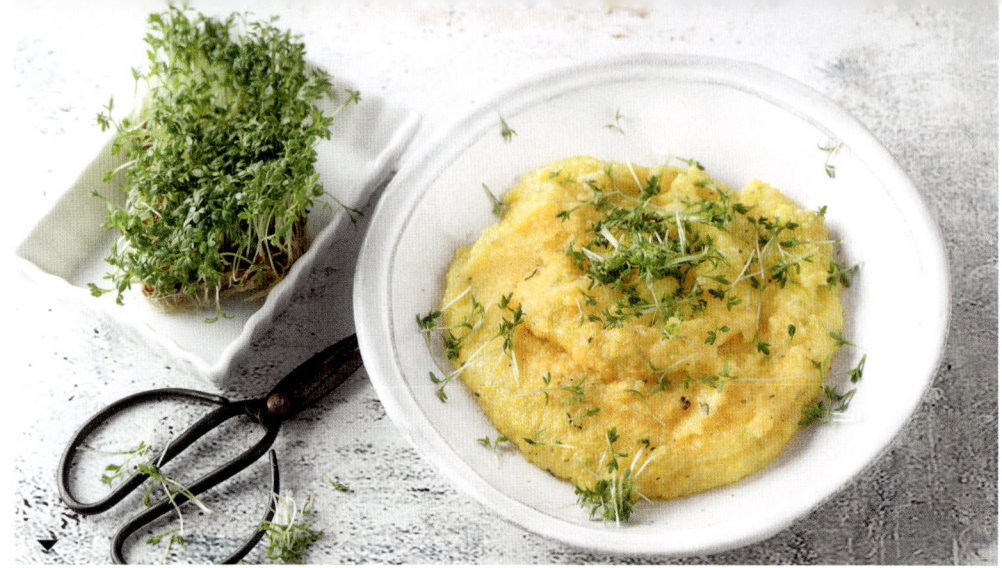

KRÄUTERPOLENTA

300 ml Gemüsebrühe • 1 EL gehacktes Sellerie-
kraut • 75 g Polenta • 1 Thymianzweig • 1 Msp. ge-
trockneter Oregano • 1 EL Kürbiskernöl • 1 EL ge-
riebener Parmesan • 1 EL Gartenkresse

Für 1 Portion
Pro Portion 411 kcal, 15 g F, 55 g KH, 14 g E

1. Die Gemüsebrühe mit dem gehackten Sel-
leriekraut in einem Topf zum Kochen bringen. Polenta vorsichtig einrühren. Unter
stetigem Rühren einmal aufkochen lassen,
dann die Hitze reduzieren und die Polenta
bei geschlossenem Deckel 6–8 Minuten
leise köcheln lassen. Hin und wieder umrühren.
2. Den Topf von der Kochstelle nehmen. Ab-
gezupfte Thymianblättchen, getrockneten
Oregano, Kürbiskernöl und geriebenen

Parmesan unterrühren und die Masse bei
geschlossenem Deckel nochmals 10 Minuten ziehen lassen.
3. Kräuterpolenta auf einem vorgewärmten
Teller anrichten und mit Gartenkresse garnieren.

PIKANTER MANGOLD

300 g Mangold • ½ Chilischote • 1 Schalotte •
1 Knoblauchzehe • 1 EL Rapsöl • 1 Tasse Gemüse-
brühe • 1 Prise gemahlener Rohrzucker • 1 TL Bal-
samicoessig • Meersalz • frisch gemahlener Pfeffer •
1 EL Sonnenblumenkerne

Für 1 Portion
Pro Portion 252 kcal, 19 g F, 10 g KH, 11 g E

1. Mangold waschen, verlesen und in Streifen
schneiden, die zum Strunk hin schmaler
werden.

2. Chilischote entkernen, Schalotte und Knoblauchzehe schälen. Alles sehr fein aufschneiden.

3. Das Rapsöl in einem ausreichend großen Topf erhitzen. Chili, Knoblauch und Schalotte 3 Minuten darin anschwitzen. Die dünneren, weißen Mangoldstreifen zugeben und unter Rühren einige Minuten mitdünsten.

4. Mit Gemüsebrühe ablöschen, Zucker, Balsamicoessig und grüne Mangoldstreifen zugeben. Bei geschlossenem Deckel etwa 10 Minuten garen. Mit Salz und Pfeffer abschmecken.

5. Sonnenblumenkerne ohne Fett in einer Pfanne rösten. Mangold auf einen Teller geben und die Sonnenblumenkerne darüberstreuen.

ZUCCHINI IM KARTOFFELMANTEL

2 Zucchini (etwa 200 g) • Meersalz • frisch gemahlener Pfeffer • 3 EL Rapsöl • ½ TL getrockneter Rosmarin • 200 g große festkochende Kartoffeln • 4 – 6 Blätter frisches Basilikum

Für 1 Portion
Pro Portion 448 kcal, 31 g F, 34 g KH, 7 g E

1. Zucchini waschen, putzen und mit dem Sparschäler schälen. Das Fruchtfleisch rundherum salzen und pfeffern. Getrockneten Rosmarin zerstoßen und aufstreuen.

Zum Schluss die Zucchini mit etwas Rapsöl einstreichen.

2. Kartoffeln schälen und in hauchdünne Scheiben hobeln. Sofort in eine Schüssel mit Wasser geben, damit sie sich nicht verfärben.

3. Die Kartoffelscheiben abtropfen lassen und um die Zucchini wickeln.

4. Restliches Rapsöl in einer Pfanne erhitzen und die eingewickelten Zucchini bei mittlerer Flamme 15 – 20 Minuten bissfest garen. In Scheiben schneiden und auf einem vorgewärmten Teller anrichten. Mit Basilikum garnieren.

DAZU SCHMECKT

Dazu schmeckt eine Wein-Pesto-Vinaigrette: 1 TL Bio-Pesto (Fertigprodukt) mit 1 EL trockenem Weißwein und einigen Tropfen Zitronensaft verrühren. Die warmen Zucchini dafür der Länge nach aufschneiden und die Schnittfläche mit der Vinaigrette beträufeln.

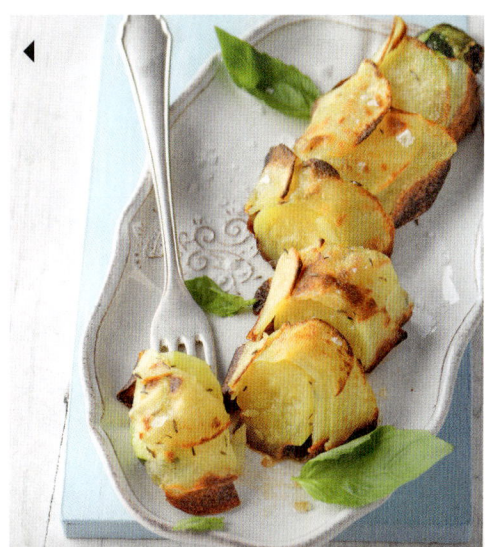

GRÜNE BOHNEN MIT TOMATEN

250 g frische grüne Bohnen • 1 Schalotte • 1 große reife Tomate (etwa 125 g) • 1 EL Rapsöl • 1 EL Olivenöl • Meersalz • frisch gemahlener Pfeffer • ½ TL gemahlener Rohrzucker

Für 1 Portion
Pro Portion 300 kcal, 21 g F, 20 g KH, 8 g E

1. Bohnen waschen, putzen und in 3–4 cm lange Stücke schneiden. Schalotte schälen und sehr fein würfeln. Tomate waschen, vierteln, entkernen und ebenfalls in Würfel schneiden.
2. In einer Pfanne 1 TL Rapsöl erhitzen und die Schalottenwürfel langsam darin anschwitzen. Dann die Bohnen, die Tomatenwürfel, das restliche Raps- und Olivenöl und ½ Tasse Wasser zugeben; mit Salz, Pfeffer und Zucker abschmecken. Die Bohnen bei schwacher Hitze 20 Minuten bissfest garen.

AUBERGINENGEMÜSE

350 g Auberginen • 2 EL Rapsöl • Meersalz • frisch gemahlener Pfeffer aus der Mühle • 1 Schalotte • 175 g reife Tomaten • 1 Knoblauchzehe • 1 Rosmarinzweig

Für 1 Portion
Pro Portion 282 kcal, 21 g F, 29 g KH, 13 g E

1. Auberginen waschen und dabei so schälen, dass nur jeder zweite Streifen abgeschält wird. Die Auberginen in etwa 2 × 2 cm große Würfel schneiden, salzen, pfeffern und in einer Schale mit dem Öl schwenken.
2. Schalotte schälen und längs in dünne Streifen schneiden. Die Tomaten nach Eintauchen in heißem Wasser enthäuten, entkernen und vierteln. Den Knoblauch fein hacken, die Rosmarinnadeln mit einem Mörser zerstoßen.
3. Die Auberginen mit den Schalottenstreifen in einer Pfanne mit dem zurückgebliebenen Öl etwa 3 – 4 Minuten braten.
4. Die geviertelten Tomaten, die zerstoßenen Rosmarinnadeln und den Knoblauch vorsichtig unterrühren und nochmals mit Salz und Pfeffer abschmecken.
5. Alle Zutaten in eine feuerfeste Form geben und im auf 160 Grad vorgeheizten Backofen etwa 35 – 40 Minuten backen.

FRÜHLINGSFRITTATA

2 Frühlingszwiebeln • 40 g Salatgurke • 1 Ei • 2 EL fettarme Milch • 1 EL Mineralwasser • 2 TL gehackte, gemischte Küchenkräuter (z. B. Petersilie, Schnittlauch, Oregano) • Meersalz • frisch gemahlener Pfeffer • 1 TL Walnussöl • 1 Scheibe Vollkornknäckebrot

Für 1 Portion
Pro Portion 186 kcal, 12 g F, 10 g KH, 10 g E

1. Die Frühlingszwiebel waschen, putzen und in feine Ringe schneiden. Die Gurke in dünne Scheiben hobeln.
2. Ei mit Milch, Mineralwasser, Zwiebelringen und gehackten Kräutern schaumig rühren. Mit Salz und Pfeffer würzen.
3. Das Walnussöl in einer kleinen beschichteten Pfanne erhitzen und die Eimasse hineingießen. Die Temperatur herunterregeln, den Deckel auf die Pfanne setzen und die Eimasse einige Minuten stocken lassen.
4. Wenn die Frittata gleichmäßig fest ist, auf einen Teller gleiten lassen und mit den Gurkenscheiben garnieren. Mit Knäckebrot servieren.

BOHNEN-TAGLIATELLE MIT PESTO

40 g extra feine Brechbohnen • 1 kleine Kartoffel (etwa 40 g) • Meersalz • 100 g Tagliatelle • 1 EL Bio-Pesto (Fertigprodukt) • 1 EL geriebener Parmesan oder Grana Padano • 2–3 frische Basilikumblättchen

Für 1 Portion
Pro Portion 456 kcal, 12 g F, 65 g KH, 21 g E

1. Die Bohnen waschen, putzen und in 3–4 cm lange Stücke schneiden. Die Kartoffel schälen und klein würfeln.
2. In einem kleinen Topf Salzwasser zum Kochen bringen. Bohnen und Kartoffeln etwa 10 Minuten bissfest garen. In ein Sieb abgießen, 2 EL Kochwasser auffangen, mit dem Pesto verrühren, über die Bohnen und Kartoffeln gießen.
3. Tagliatelle nach Packungsanweisung in reichlich Salzwasser »al dente« garen. Die Nudeln in ein Sieb abgießen.
4. Tagliatelle vorsichtig mit der Bohnen-Kartoffel-Pesto-Mischung vermengen. Mit dem geriebenen Parmesan bestreuen und mit den Basilikumblättchen garnieren.

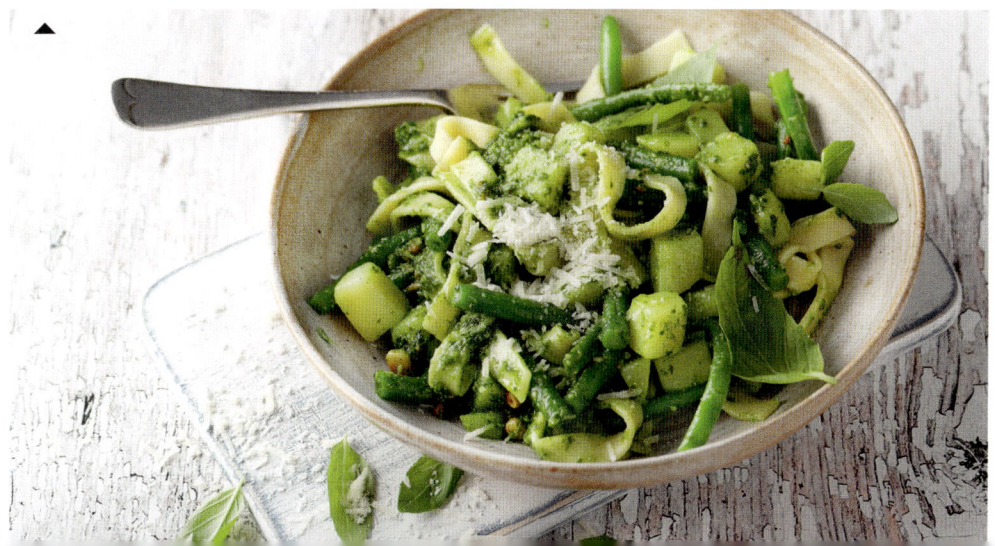

GLOSSAR

Adipokine
Fettgewebshormone.

Adiponektin
Eiweißhormon, das wie
> Leptin unser Essverhalten
beeinflusst; hilft, den Blutzu-
cker- und Fettstoffwechsel
unter Kontrolle zu halten.

Adipositas
Fettleibigkeit; übermäßige
Vermehrung von Fettgewebe
im Körper.

Adipozyten
Zellen des Fettgewebes.

Adrenalin
Stresshormon, das im Ne-
bennierenmark gebildet wird.

Aminosäuren
kleinste Bausteine der
> Proteine.

Androgene
Gruppe von männlichen
Keimdrüsenhormonen.

Angina Pectoris
anfallsartiger Schmerz in der
Brust als Folge einer vorüber-
gehenden Durchblutungsstö-
rung des Herzens; Leitsymp-
tom der koronaren Herz-
krankheit.

Antioxidans
chemische Verbindung, die
Oxidationsprozesse unter-
drückt und als Radikalfänger
(> freie Radikale) wirkt.

Arachidonsäure
Abbauprodukt der > Ome-
ga-6-Fettsäure Linolsäure;
Ausgangssubstanz, aus der
unser Körper die entzün-
dungsfördernden > Eicosa-
noide baut.

Arterien
Gefäße, die das Blut vom
Herzen wegführen.

Arteriosklerose
Systemerkrankung der
> Arterien, die zu Ablagerun-
gen von Blutfetten, Blutgerinnseln, Bindegewebe und
in geringeren Mengen auch
Kalk in den Gefäßwänden
führt.

Betazellen
Zellen der Bauchspeicheldrüse, die > Insulin produzieren.

Bypass
künstlich angelegte Umge-
hung verengter Blutgefäße.

Cortisol
Stresshormon, das in der Nebennierenrinde gebildet
wird.

CRP
C-reaktives Protein, wichtigster Vertreter der Akute-Phase-Proteine; CRP lokalisiert
die Entzündung und verhindert gemeinsam mit dem Immunsystem, dass sich eine Infektion ausbreitet.

DHA
Docosahexaensäure; mehr-
fach ungesättigte Fettsäure,
die zur Klasse der > Ome-
ga-3-Fettsäuren gehört.

Eicosanoide
Gewebshormone aus lang-
kettigen Fettsäuren, die an
zahlreichen Stoffwechsel-
geschehen im Körper beteiligt sind. »Schlechte« Eicosa-

noide baut der Körper aus
> Arachidonsäure. Für die
»guten« Eicosanoide braucht
er dagegen viel > Omega-
3-Fettsäuren.

EPA
Eicosapentaensäure; mehr-
fach ungesättigte Fettsäure,
die zur Klasse der > Ome-
ga-3-Fettsäuren gehört.

freie Radikale
aggressive Sauerstoff-
moleküle.

Fresszellen
Zellen des körpereigenen Im-
munsystems, die Erreger
abtöten, indem sie sie verdauen.

Glukose
Traubenzucker.

hs-CRP (high sensitivity C-reaktives Protein)
Risikomarker für Herz-Kreislauf-Erkrankungen.

Insulin
in der Bauchspeicheldrüse
produziertes Hormon, das
die Zellen für die Energie

(Eiweiß, Fett und Zucker) aus
der Nahrung öffnet.

Insulinresistenz
Unempfindlichkeit der Zellen
für > Insulin.

Interleukine
Gruppe der Zytokine (= kleine Eiweißstoffe, die das Immunsystem dazu veranlassen,
eine Entzündungsreaktion in
Gang zu setzen, und die Im-
munantwort wieder beenden,
wenn die Eindringlinge elimi-
niert wurden); einige, wie
IL-6, wirken entzündungsför-
dernd, andere, wie IL-4,
dämpfen die Entzündungs-
reaktion.

Laktat
Salz der Milchsäure.

Leptin
Eiweißhormon, das u. a. die
Aktivität zahlreicher appetit-
verändernder Moleküle im
Gehirn aufeinander ab-
stimmt, wodurch Appetit und
Sättigung geregelt werden.

Lipoproteine
Fett-Eiweiß-Verbindungen.

Metabolisches Syndrom
Kombination aus bauch-
betontem Übergewicht, Bluthochdruck, veränderten Blut-
fettwerten und erhöhtem
Blutzuckerspiegel.

Mitochondrien
Energiekraftwerke der Zellen.

Neurotransmitter
Botenstoffe des Nerven-
systems.

Omega-3-Fettsäuren
mehrfach ungesätigte Fettsäuren, die vor allem in fettem Seefisch, Leinöl, Rapsöl
oder Walnüssen stecken.

Omega-6-Fettsäuren
mehrfach ungesätigte Fettsäuren, die nicht nur in
Fleisch- und Milchprodukten,
sondern auch in Brot, Nu-
deln, Cornflakes und Kuchen,
in Margarine, Weizenkeim-,
Sonnenblumen-, Distel- oder
Maiskeimöl stecken. Zu viel
davon fördert Entzündungen.

Osteoporose

chronische Erkrankung des Skeletts, bei der die Knochen an Festigkeit verlieren.

Östrogene

Gruppe von weiblichen Geschlechtshormonen.

periphere arterielle Verschlusskrankheit

ein durch > Arteriosklerose bedingter Durchblutungsmangel in den Beinen oder – seltener – den Armen.

Polyarthritis (rheumatoide Arthritis)

chronische Entzündung der Gelenke und des Bindegewebes.

Proteine

Eiweiße.

Rezeptor

für spezifische Reize empfindliche Einrichtung eines Organs oder einer Zelle.

Schaufenster-Krankheit

> periphere arterielle Verschlusskrankheit.

Sekundäre Pflanzenstoffe

Gruppe von Pflanzeninhaltsstoffen, die unter anderem Pflanzen vor Schädigungen schützen.

Triglyzeride

Neutralfette.

Tumor-Nekrose-Faktor alpha (TNF-α)

zählt zu den Zytokinen (= Eiweißstoffe, die das Immunsystem zu einer Entzündungsreaktion veranlassen, um Eindringlinge zu eliminieren); bekämpft Krebszellen.

Viszeralfett

Fett im Bauchraum.

WHR

Waist-to-hip ratio; Taille-zu-Hüftumfang-Verhältnis.

WHtR

Waist-to-height ratio; Taille-zu-Körpergröße-Verhältnis.

BÜCHER, DIE WEITERHELFEN

Gröber, Uwe:
Mikronährstoffe für die Kitteltasche.
Wissenschaftliche Verlagsgesellschaft, Stuttgart

Jahn, Ellen:
Diabetes Typ 2: Wie Sie gezielt gegensteuern.
Stiftung Warentest Berlin

Müller, Sven-David:
Diabetes-Ampel: BE, Kalorien und GLYX-Faktor von über 2600 Lebensmitteln.
Trias Stuttgart

Schmetzer, Oliver:
Basics Immunologie.
Urban & Fischer Verlag, München

Thomas, Lothar:
Labor und Diagnose.
TH-Books, Frankfurt/M.

Vollmar, Angela/Zündorf, Ilse/Dingermann, Theodor:
Immunologie: Grundlagen und Wirkstoffe.

Wissenschaftliche Verlagsgesellschaft, Stuttgart

Wirth, Alfred/Hauner, Hans:
Adipositas.
Springer Medizin München

**Bücher aus dem GRÄFE
UND UNZER VERLAG**

*Berg, Prof. Dr. Aloys/Sten-
sitzky, Andrea/König, Prof.
Dr. Daniel:*
**Cholesterin senken mit
Wirkstoffen aus der Natur.**

Dusy, Tanja
Low Carb to go

*Elmadfa, Prof. Ibrahim/Aign,
Waltraute/Muskat, Prof.
Erich/Fritzsche, Doris:*
**Die große GU Nährwert Ka-
lorien Tabelle.**

Fritzsche, Doris:
Diabetes.

Grasberger, Dr. Delia:
**Autogenes Training (mit
CD).**

Hainbuch, Dr. Friedrich:
**Progressive Muskel ent-
spannung (mit CD).**

Dahlke, Dr. Ruediger:
Vegan schlank.

*Klever, Kathrin/Hartwig,
Annette:*
**Klevers Kompass Kalorien &
Fette 2019/20.**

*Mertens, Wilhelm/Oberlack,
Helmut:*
Qigong (mit CD).

*Pape, Dr. Detlef/Schwarz, Dr.
Rudolf/Heßmann, Gabrie-
le/Trunz-Carlisi, Elmar/
Gilessen, Helmut:*
**Schlank im Schlaf. Das
Kochbuch.**

Pölt, Andrea:
**Die richtige Ernährung bei:
Bluthochdruck, Überge-
wicht, Diabetes, Gicht und
Cholesterin.**

*Schaenzler, Dr. Nicole/Bie-
ger, Dr. Wilfried P.:*
**Der große GU Kompass –
Laborwerte.**

Schaenzler, Dr. Nicole:
**Leber und Galle entgiften
und natürlich stärken.**

*Schaenzler, Dr. Nicole/Brei-
tenberger, Markus:*
**Autoimmunerkrankungen in
den Griff bekommen**

*Schaenzler, Dr. Nicole/Brei-
tenberger, Markus:*
**Hashimoto ganzheitlich be-
handeln**

*Schocke, Sarah/Dölle,
Alexander:*
Expresskochen Low Carb

Spitz, Prof. Dr. Jörg:
**Superhormon Vitamin D: So
aktivieren Sie Ihren Schutz-
schild gegen chronische Erkrankungen.**

Trökes, Anna:
**Yoga. Mehr Energie und
Ruhe (mit CD).**

ADRESSEN, DIE WEITERHELFEN

Deutschland

Deutsche Diabetes-Gesellschaft
Albrechtstraße 9
10117 Berlin
www.deutsche-diabetes-gesellschaft.de
Wissenschaftliche Fachgesellschaft. Sie widmet sich der Erforschung und Behandlung des Diabetes mellitus (Zuckerkrankheit).

Deutsche Gesellschaft für Ernährung e. V. (DGE)
Godesberger Allee 18
53175 Bonn
www.dge.de
Die DGE unterstützt die ernährungswissenschaftliche Forschung ideell, informiert über neue Erkenntnisse und macht diese durch Publikationen und Veranstaltungen verfügbar.

Deutsche Gesellschaft für Kardiologie – Herz- und Kreislaufforschung e. V.
Grafenberger Allee 100
40237 Düsseldorf
www.dgk.org
Ziel ist u. a. die Förderung der Wissenschaft auf dem Gebiet der kardiovaskulären Erkrankungen und die Erstellung von Leitlinien.

Deutsche Gesellschaft zur Bekämpfung von Fettstoffwechselstörungen und ihren Folgeerkrankungen DGFF (Lipid-Liga) e. V.
Mörfelder Landstraße 72
60598 Frankfurt am Main
www.lipid-liga.de
Unabhängige Ansprechpartner für Fragestellungen auf dem Gebiet des Fettstoffwechsels und der Arteriosklerose.

Deutsche Schlaganfall-Gesellschaft e. V. (DSG)
Reinhardtstr. 27C
10117 Berlin
www.dsg-info.de
Ziel der Gesellschaft ist die Forschung und Weiterbildung im Bereich des Schlaganfalls.

Deutsche Rheuma-Liga Bundesverband e. V.
Maximilianstraße 14
53111 Bonn
www.rheuma-liga.de
Angebote der Hilfe und Selbsthilfe, Aufklärung der Öffentlichkeit, Vertretung der Interessen Rheumakranker sowie die Förderung von Forschung.

Österreich und Schweiz

Österreichische Gesellschaft für Ernährung (ÖGE)
Spargelfeldstr. 191
A-1220 Wien
www.oege.at
Ausführliche Informationen über alle neuen ernährungswissenschaftlichen Erkenntnisse und Entwicklungen.

Schweizerische Gesellschaft für Ernährung (SGE)
Eigerplatz 5
CH-3007 Bern
www.sge-ssn.ch
Informationen, Ratgeber und Tests rund um die gesunde Ernährung.

SACHREGISTER

REZEPTREGISTER

IMPRESSUM

© 2019 GRÄFE UND UNZER VERLAG GmbH, München
Aktualisierte Neuausgabe von Risiko Bauchfett, GRÄFE UND UNZER VERLAG GmbH, 2016, ISBN 978-3-8338-4940-4

Projektleitung: Barbara Fellenberg
Lektorat: L42 AG (Neuausgabe), Irmela Sommer (Erstausgabe)
Bildredaktion: Angela Kotow
Umschlaggestaltung und Layout: independent Medien-Design, Horst Moser, München
Herstellung: Martina Koralewska
Satz: L42 AG, Berlin
Reproduktion: Medienprinzen, München
Druck und Bindung: Firmengruppe APPL, aprinta druck, Wemding
Printed in Germany

ISBN 978-3-8338-7085-9

1. Auflage 2019

Bildnachweis

AdobeStock: Innenklappe II oben und unten, Innenklappe III rechts unten, Innenklappe IV rechts unten; Fotolia: Innenklappe I unten, S. 58, 73; Getty Images: U1, U3, U4 links, S. 6, 25, 50, 54, 75, 76; GU-Archiv: S. 42–49 (Kay Blaschke); Kramp + Gölling: S. 3, 66, 78–133; Istock: Innenklappe III links unten, Innenklappe IV links oben, S. 8, 18, 36; Mauritius: S. 22; SPL: S. 26; Stocksy: S. 52, 62; Unsplash: S. 56; Westend 61: S. 34; Your Photo Today: S. 2 u. 14.

Diesem Werk liegen Texte von Prof. Dr. med. Eugen Faist zugrunde, die aus dem mit Dr. Nicole Schaenzler gemeinsam verfassten Werk »Versteckte Entzündungen«, ISBN 978-3-8338-2054-0, stammen.

Syndication: www.seasons.agency

Wichtiger Hinweis

Die Gedanken, Methoden und Anregungen in diesem Buch stellen die Meinung bzw. Erfahrung der Verfasserin dar. Sie wurden von der Autorin nach bestem Wissen erstellt und mit größtmöglicher Sorgfalt geprüft. Sie bieten jedoch keinen Ersatz für persönlichen kompetenten medizinischen Rat. Jede Leserin, jeder Leser ist für das eigene Tun und Lassen auch weiterhin selbst verantwortlich. Weder Autorin noch Verlag können für eventuelle Nachteile oder Schäden, die aus den im Buch gegebenen praktischen Hinweisen resultieren, eine Haftung übernehmen.

Die GU-Homepage finden Sie unter www.gu.de

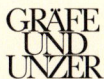

Ein Unternehmen der
GANSKE VERLAGSGRUPPE

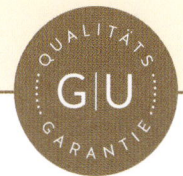

LIEBE LESERINNEN UND LESER,
wir wollen Ihnen mit diesem Buch Informationen und Anregungen geben, um Ihnen das Leben zu erleichtern oder Sie zu inspirieren, Neues auszuprobieren. Wir achten bei der Erstellung unserer Bücher auf Aktualität und stellen höchste Ansprüche an Inhalt und Gestaltung. Alle Anleitungen und Rezepte werden von unseren Autoren, jeweils Experten auf ihren Gebieten, gewissenhaft erstellt und von unseren Redakteuren/innen mit größter Sorgfalt ausgewählt und geprüft.

Haben wir Ihre Erwartungen erfüllt? Sind Sie mit diesem Buch und seinen Inhalten zufrieden? Haben Sie weitere Fragen zu diesem Thema? Wir freuen uns auf Ihre Rückmeldung, auf Lob, Kritik und Anregungen, damit wir für Sie immer besser werden können. Und wir freuen uns, wenn Sie diesen Titel weiterempfehlen, in Ihrem Freundeskreis oder bei Ihrem online-Kauf.

Sollten wir Ihre Erwartungen so gar nicht erfüllt haben, tauschen wir Ihnen Ihr Buch jederzeit gegen ein gleichwertiges zum gleichen oder ähnlichen Thema um.

KONTAKT
GRÄFE UND UNZER VERLAG
Leserservice
Postfach 86 03 13
81630 München
E-Mail: leserservice@graefe-und-unzer.de

Telefon: 00800 / 72 37 33 33*
Telefax: 00800 / 50 12 05 44*
Mo-Do: 9.00-17.00 Uhr
Fr: 9.00-16.00 Uhr
(*gebührenfrei in D,A,CH)

www.facebook.com/gu.verlag

MEHR ENERGIE,
MEHR WOHLBEFINDEN!

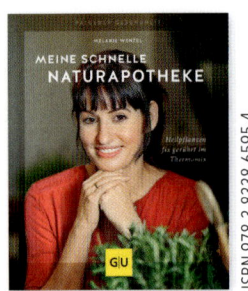
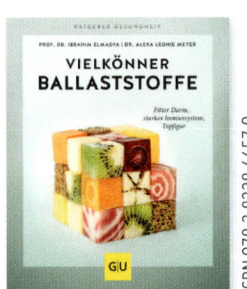
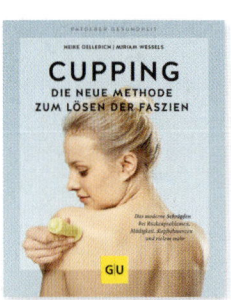
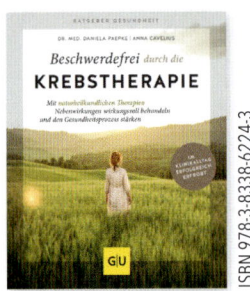
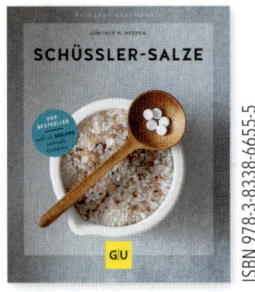
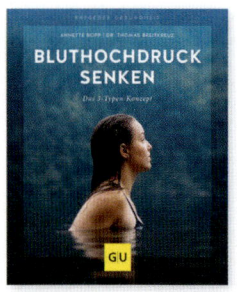
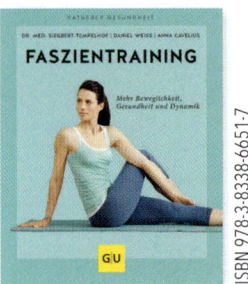
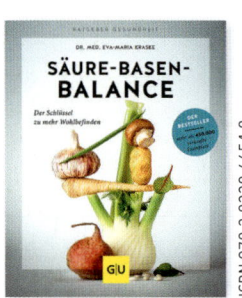
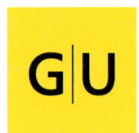